EMERGENCE LABELED AUTISTIC

自闭历程

［美］天宝·葛兰汀（Temple Grandin）
玛格丽特·M. 斯卡里诺（Margaret M.Scariano）著

徐雅珺 孟 畅 译

上海社会科学院出版社
SHANGHAI ACADEMY OF SOCIAL SCIENCES PRESS

序

　　阅读本书将是一场冒险。没有其他书像这本书一样，甚至没有一丁点相似之处。原因很简单。本书的作者要讲述一个故事，一个真实的故事。这故事非同寻常，很多人以为它只是小说。但它是真实的。

　　初识天宝·葛兰汀（Temple Grandin，那是她的真名）大约是十二年前。那时她来电说已经拜读过我的书《婴儿自闭症》，有意拜访我，同我探讨一些事情。她称自己为已经痊愈（recovered）的自闭症人士，在大学里攻读心理学专业。近年来，自闭症获得很多关注，这一术语甚至遭到了过度地使用。那些告诉我自己已经痊愈的自闭症人士中，只有大约 1/4 在我看来可能属实。但天宝不一样，她的声音和她那不寻常的直截了当说服了我，那就是，她确是一位已经痊愈的（或正在痊愈中的）自闭症人士。但关于她的讯息却令我质疑。很少有患有自闭症的人想要进入高中学习，设法念大学的更是寥寥无几。而且，那些上大学的人通常主修数学或计算机，并不是心理学。可是，天宝出现了，正打着电话，计划着独自前往另一个城市。这样的能力在

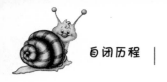

自闭症人士中极为罕见，而具备这些活动所需的主动性的更是少之又少。

她来了，一位高挑瘦削的年轻女子，沉迷于挤压器和牛槽（是的，挤压器和牛槽——请阅读本书！）我确信她对自己的诊断是正确的。（当我同意写这篇序的时候，我并没有意识到这个任务会是如此艰难。想说的话有很多，可一旦说出来就会泄露作者的故事，这是我不愿做的，还有可能会毁了你们的乐趣。嗯，不管怎样……）

天宝的童年记事令我着迷，这些故事也会在接下来的章节里深深吸引你们。她的科学工作也同样迷人。同每一位科学家一样，天宝渴求知识，这种渴求因她一直试图了解自身而变得更加强烈。我惊讶于她的职业选择和她在那一行业里得到的认可，甚至连她是一名大学生都令我印象深刻。这是一场难忘的会面。

聊了一会儿，我和夫人邀天宝外出吃午饭。她那洪亮且单调的声音（自闭症人士的典型特征）引来周围食客不解的目光，冒着可能会冒犯她的风险，我几次请她降低音量。出人意料的是，她竟丝毫没有觉得被冒犯。这就是天宝：当她意识到自己因饱受自闭症的痛苦而言谈举止古怪异常的时候，她并没有怀疑自己或局促不安，而是把它们当作一个过程，并视其为将要克服的障碍。正是这种率真爽直和纯粹理性的客观令她的书如此之好且富有教益。跟这么直率且对欺骗不屑一顾的人打交道是一种难得的快乐。

在我的书里引起天宝的兴趣并促使她与我会面的这部分内容中，我描述了对部分自闭症儿童而言，哪些是不同寻常的反应。这一主题在自闭症的研究文献中几乎遭到无视。关于这一现象我们所知甚少，甚至显得不值一提，但是我看到众多案例中都粗略地提及了该现象，这使我想到，也许相比于之前我们已经了解到的，该问题具有某种更深层次的潜藏意义。事实证明，由于个人境遇，天宝已经对这一主题产生了强烈的兴趣。她还想知道，在我的书出版之后的这些年来，关于这个问题，我是否有了更多了解。我确实了解到一些，虽然不及我想要了解的那么多，我将自己的想法和观点与天宝分享。正如你们即将看到的那样，她将这些思想进一步深化了。

据我所知，这是第一部由已经痊愈的自闭症人士所著的书。这是一本振奋人心的书。从似乎注定要终身居住在社会福利机构的重度残疾儿童，到一位精力充沛、著作颇丰、备受尊敬且在专业领域成为世界权威的成年人，读者仿佛身临这场成长的冒险之旅。天宝向读者传达自己心灵深处的感受与恐惧的技巧，加上她阐释自己心理过程的能力，都会让读者深刻地了解自闭症，极少有人具备这样的能力。

时隔几年，再一次同天宝交谈。比起第一次见面，如今的她言谈间更听不出她是患有自闭症的人，这令我印象深刻。她一直在不断地进步和成长。无论是在专业领域，还是在本书中展现出

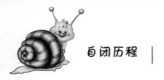

的业余爱好方面，她都大有作为。作为一个人存在，她同样大有作为。这本书所蕴藏的不屈不挠的精神，使每一个人因生而为人感到自豪。

加利福尼亚圣地亚哥儿童行为研究机构

伯纳德·瑞姆兰德博士（Bernard Rimland）

前　言

对于一名老师来说，这是多么难得的快乐啊：多年后看到了自己的学生，她克服艰辛追求梦想成为杰出的人，她在自己选择的职业领域成了世界权威，她撰写了一本书使他人受益。这是多么难得的快乐啊！

听学校的教员们说，天宝言谈怪异，总问些奇怪的问题。校长很关切，想知道缘由。（显然天宝是他最爱的学生之一。）便要我同天宝谈谈。

那是我和天宝的第一次会面。她那双目直视的坦然、坚定与热情，还有那强有力的握手，似乎都与预想中典型的青少年形象相去甚远。她干净整洁，在服饰发型上不刻意追求校园流行——很明显她志不在此。她严肃认真地表示，她想知道答案。我和她聊了几个小时，这远比我预料的时间长。在我看来，我们交流的大多数奇怪的问题和讨论都能在大学的哲学导论课上遇到。我感到自己已被她那满是挤压机和得到安慰的小牛的迷人世界所吸引。

我最后一次见到天宝是大约二十年之后，那时她正在准备

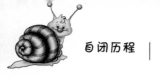

这本书。和第一次与她见面时的情形惊人地相似，她身上一些最初见面时显现的自闭症患者的特质依旧存在，但是得到了更正——甚至被更好地利用：积极参与到动物心理生理学的博士研究当中；依然有力的握手；注重实用性的西装；对母亲"换发型"的建议坚决的抵抗（她告诉我的）等。天宝成了与以往不同的人，这并没有使她走出自闭症。不过，她已经坦然接受，并努力改变这一现实。

在学校里，天宝踊跃参与各项活动——从学术课堂到木工再到开锁。她在探寻问题（它们大多有益而困难）答案上的坚持不懈，她激烈的、时常古怪的行为加上非传统的偏男性化穿着，这一切都获得了许多师生的尊重，但并不为社会所接纳。

对于自己不合群的举止，天宝十分担忧，很在意别人对她的看法。为达到应对自己与他人行为的可行准则，她不断地努力，逐渐培养出一种健康的道德观。在一个火箭项目中，我把奖颁给一个男生，因为这对他而言是一项重大成就，却没有颁给实际贡献更大的天宝，她当时的善解人意令我尤其印象深刻。

也许对天宝而言，残酷的仁慈才是最难跨越的阻碍，即那种想要保护她，不对她抱有因自闭症可能会落空的期望的念头。因为天宝在木工方面的兴趣，学校大体上对她寄予的最大期望就是，她也许在职业学校会表现良好。但天宝的浓厚兴趣聚集在对挤压机的心理学研究上，这也成为她摆脱自闭症带来的困境的出口。

毫无疑问，天宝已经证明，自闭症儿童是有希望的——那种深切的无微不至的关怀、理解、接纳，恰如其分的高期望以及对其长处的支持鼓励，都会为自闭症儿童提供发挥个人潜力的根基。

在本书中不难发现，我对天宝产生了影响，她对我的影响似乎不那么明显。但我看过她与自闭症角斗，也看到有时深陷沮丧困惑的她向自闭症妥协。我知道，在她身上，我看到了最具代表性的人类精神。

当你们阅读她的书时，你们也会这么想的。

贝里克里克，加利福尼亚州教育工作者

威廉·卡洛克（William Carlock）

引　言

　　"佛蒙特州的山郡学校正在举办班级聚会。"我放下通知，添了杯茶。成群的回忆一窝蜂涌入脑海。

　　过去美好的山郡学校……还有学校的创始人，亲爱的皮特先生。是我的邀请函出问题了吗？还是有谁忘记了那个"怪小孩""呆板的书呆子""打伤其他孩子头的奇葩"吗？

　　他们怎么可以忘记呢？我曾是一个"怪小孩"，直到三岁半才开始说话。在那之前，大声尖叫、发出唧唧声、嗡嗡声是我的沟通方式。如你所见，我是所谓的自闭症患者。1943年，肯纳（Kanner）创造了"自闭症"一词来标记各种各样的症状。几年后，我被评估患有自闭症。

　　多年以来我已经看到了太多这样的事，知道仍有许多家长，没错，还有专家，相信"一时自闭，一生自闭"。这句话对很多已经确诊的孩子们来说，意味着悲伤且遗憾的一生，一如我早年作为自闭症患者的生活。对于这些人来说，他们无法理解自闭症的许多特征是可以得到改正与控制的。无论如何，我坚信自己就是一个活生生的例子，证明它们可以被改变。尤其是对于五岁以

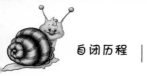
前就掌握有意义的语言技巧的自闭症儿童来说，更是如此。

　　如今，我已年近四十，是世界上为数不多的杰出牲畜处理设备设计师之一。我受世界各国公司邀请，给他们提建议、做咨询、设计特殊设备。还定期在专业期刊上发表关于自己研究领域的文章，在全国各地的专业会议上做演讲。目前，我正在攻读动物科学的博士学位。我的生活正常且完全独立，没有任何经济上的担忧。

　　一个年幼时父母就被告知她可能要在特殊机构度过一生的孩子，怎么可能使"专家们"挫败呢？一个被贴上了自闭症标签的孩子，是如何跻身现实世界的呢？纵使在人际方面仍有不足，我依然在坚强地应对这个世界。

　　首先，什么是自闭症？

　　自闭症是一种发育紊乱。处理传入感觉信息的系统缺陷，导致儿童对某些刺激物反应过度及对其他刺激物反应不够。自闭症儿童经常从周围的环境和人、事中撤出，以阻止传入刺激的冲击。自闭症是一个童年的异常现象，它将儿童从人际关系中隔离。她不去接触探索周围的世界，而是待在自己的内在世界。当我在后续章节中描述自己的回忆时，你们会看到，同其他很多自闭症儿童一样，对于气味、移动、转动和声音，我是如何地反应过度。以及简单细微的动作最终会持续不止（一旦开始一项活动，即使想停也停不下来的行为），这种行为使我身边的大人心烦意乱。

是什么导致了自闭症？答案仍是个谜。是神经方面的原因？还是生理方面？是宫内创伤、受母体排斥，或缺乏微量元素？还是心因性的？对此，许多杰出的专家们观点不一。研究表明，中枢神经系统的某些部分可能发育不正常。由于某种未知的原因，在发育中的大脑中生长的数以百万的神经元会产生一些错误的连接。对于已经去世的失读症患者（一种可能与自闭症患者有关联的情形）的大脑研究表明，神经元的生长方向可能发生了错误。用精密的 CAT 和 PET 扫描仪对自闭症患者进行的研究显示，一些自闭症患者在神经发育和大脑中某些过度活跃的区域有缺陷。然而事实是，不论患者们的自闭症形式如何，其症状都是相同的。

这些症状似乎在人生最初的几个月里显现。患自闭症的婴儿的反应不同于其他婴儿。她对声音做出反应，所以不是耳聋。但她对其他感官刺激的反应是前后不一致的。从花园里采摘的玫瑰的芬芳会使她发怒——或使她退回自己的内心世界。自闭症的其他症状有：避免被触碰、缺乏有意义的言语、重复的行为、发脾气、对大声或不正常噪音的敏感，以及缺乏与人的情感联系。

那么，治疗方法是什么？挑选一种——任何一种——感官刺激、行为修正、教育、药物治疗、食疗、营养补充剂。这些方法都已尝试过，且每种方法都获得了某种程度的成功。一些自闭症患者似乎对一种方法有反应，而其他患者对另一种有反应。有些

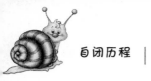
自闭症患者由于缺乏对"外部"世界的认识或自身的暴力行为，需要接受特殊机构的终身看护。

我的故事是不同的。我是被确诊的自闭症患者，因此为许多家长和研究自闭症的专家们带来了希望。看了我文章中母亲的笔记，也许一些临床医生会说有太多的"正常"行为——说我被误诊了。加利福尼亚大学洛杉矶分校的马里恩·西格曼（Marion Sigman）和皮特·芒迪（Peter Mundy）发现，自闭症儿童具有的社会性行为，比许多人所认识到还要多。当与正常儿童和智障儿童两个对照组进行比较时，自闭症儿童同这两组儿童一样顺从母亲的指令。所以，关于自闭症儿童对人毫无反应的说法，是一个误解。伦敦精神病研究院（Institute of Psychiatry in London）的洛娜·温（Lorna Wing）指出，自闭症儿童可能在一种情况下做出社会性反应，而另一种情况则不会。自闭症儿童在技能、智力、好恶、社交礼仪等方面都与"正常"儿童不同。1950年，我被诊断为自闭症患者，在无边黑暗中摸索自己的人生道路。

在写这本书时，我把一些复印本寄给了许多儿童发展和自闭症方面的专家。得到的反馈很有趣。其中有些人，大费周章地说："但是你为什么不用某某疗法？那本会对你有帮助的。"问题是，如果三十年前存在某某疗法，也只有少数人才知道。要知道，在我小时候，"自闭症"这一术语才刚诞生，许多现在已知的知识在三十年前并不为公众所知，该领域专家就更少了。

今天，我的童年回忆就像是一块丰富多彩的织锦。我依然可以很好地描绘出这块织物的某些部分。而其他部分都已暗淡了。我忆起的那些事件讲述了一个引人入胜的故事，这故事关于自闭症儿童如何通过各种不寻常的方式对周围的陌生世界——他们拼命地想要整理出其秩序的世界——进行感知并做出反应。

2005 年 4 月：回顾《自闭历程》

距我通读《自闭历程》已有十年了，我惊讶于自己在近二十年前提出的许多建议至今仍然正确。其中我曾强调的一点是，一个孩子的固恋应该得到拓展，并借此激励他学习、阅读和解数学题。如果一个孩子喜欢火车，那么就阅读一本关于火车的书，或者完成一道解决火车问题的数学题。

人们需要更加重视发展孩子的长项。很多时候，老师们仅仅关注孩子的缺陷，可能会忽视对其天资的强化。我是一个视觉思考者，所以学会代数对我而言几乎不可能，因为代数无法通过图像来思考。我认为应该跳过代数，以数学的其他类型如三角学或概率进行教学。例如，我可以将三角学计算悬索桥上缆索设计的运算形成思维图像。构建桥梁模型会是一个教授我三角学的好办法。

专才大脑

高功能自闭症和阿斯伯格综合征患者的大脑通常是专才大

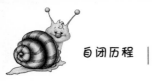

脑。他们擅长某一件事，而在其他事情上表现糟糕。父母和老师应该鼓励孩子发展自己的天资，使这种天分成为能够应用于工作或爱好的技能。这样做的目的，是给孩子们提供一些可以通过共同兴趣带来满足的技能。自闭症谱系患者中最快乐的，是那些有朋友的人，因为他们有朋友可以分享自己独特的兴趣。我的大部分社交是和对牲畜、动物行为或建筑工程感兴趣的人进行的。我的事业就是我的生命。如今，我是科罗拉多州立大学动物科学系的副教授，美国和加拿大一半的牲畜由我设计的设备管理。

在撰写《自闭历程》时，我认为人的思维方式可以分成两大类：视觉型思维和条理型思维。多年来，我采访了很多人，并得出结论，有三种基本的思维模式，它们分别是：视觉思维、音乐和数学思维、语言逻辑思维。这些思维类型的组合也同样存在。视觉思维在高功能自闭症患者中十分常见。语言逻辑思维（和我的思维方式正好相反）在轻度阿斯伯格综合征患者中更普遍，表现为儿童没有语言发育上的迟缓。语言逻辑思考者在绘画上表现糟糕，但常擅长外语习得。这三种大脑类型都属于专才大脑，即在某一领域表现出色，在另一领域表现平平或毫无才干。这些人往往都是刻板的思考者，如何才能更加灵活地思考，这需要老师同他们一起努力。

其中一个方法就是玩分类游戏，向孩子们演示类别是如何变化的。如果我把六个物体放在一张桌子上（比如一支笔、一卷胶带、一顶帽子或一盘录像带），一位患有自闭症或阿斯伯格综合征的孩子可以轻松挑选出所有红色的物体。然而，南希·明舒（Nancy Minshew）在卡内基梅隆大学的研究表明，对于处在自闭谱系障碍范围的孩子来说，将物体分出新的类别，例如塑料物体，是很困难的。自闭症的孩子还需要学习一些类别变化，这些变化取决于使用某个物体的人。一个物体是否用于工作或游戏可能取决于使用它的人。一顶帽子可以戴在一个正在工作的人头上，也可以戴在另一个正在休闲娱乐的人头上。

阿斯伯格综合征

在撰写《自闭历程》时，自闭症的一个更温和的变种——阿斯伯格综合征（Asperger'Syndrome），在美国仍未确诊。现在因为阿斯伯格的诊断，我在自闭症患者聚会上看见越来越多的普通孩子，他们没有明显的障碍。虽然有与自闭症相关的社会问题，但他们中的许多人天赋异禀。现在自闭症／阿斯伯格综合征领域的问题在于，患者从无口语的严重残疾到卓越的科学家，类别不一而足。阿尔伯特·爱因斯坦、卡尔·萨根、沃尔夫冈·阿玛多伊斯·莫扎特、文森特·威廉·梵高以及许多科学家、音乐家和艺术家，都有自闭症或阿斯伯格综合征的特质。随着阿斯伯格综合征的诊断在美国变得普遍，我注意到，在我的职业生涯中，遇见过许多未受到诊断的人。这些人有建造新工厂的工程师、设备设计师、绘图员、设备维修员等；他们成功受雇于牲畜和肉类行

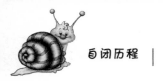

业。我也在计算机行业见过很多这样的人。在"计算机呆子"和
阿斯伯格综合征患者之间，没有黑白分明的界限。英国的一位
自闭症研究员，西蒙·巴伦-科恩（Simon Baron-Cohen）所做的
一项研究表明，在阿斯伯格综合征患者的家族史中，工程师的人
数是正常人家族的 2.5 倍。我在牲畜行业所见的患有阿斯伯格综
合征的成功人士，都能够将自己的"天资"发展成为别人羡慕渴
求的技能。对视觉思考者而言，就业的优势领域是制图、绘画艺
术、摄影、动物护理、计算机网络故障排除、计算机维修、自动
数学、工业设备设计和科学研究等方面。音乐和数学头脑则擅长
音乐、数学、工程学、物理学、化学及其他技术领域。语言逻辑
思考者会成为优秀的翻译家、记者、会计师、图书管理员、言语
治疗师，特殊教育教师等。

成功的关键

我发现，对于高功能自闭症/阿斯伯格综合征患者来说，一
份成功的工作和事业需要三个关键：1）将天赋发展成为自己所
想所需的技能；2）找到帮助自己的导师（我与导师的成功经验
详细记述于《自闭历程》一书；3）用药物或其他治疗方法控制
焦虑和感觉问题。在学习社交技能上，导师对我帮助巨大。如今
可以找到很多教授社交技能的好书。既然能找到如此多的社交技
能培训书籍，我要把最后一节专用于处理焦虑和感觉问题。这两

种情况都能使职场或社交活动中的正常表现变得非常困难。但焦虑和感觉敏感问题都可以治疗。我在自闭症或阿斯伯格综合征会议上看到的最痛苦的人，不是患有未经治疗的抑郁症、焦虑症，就是有由于感官过度敏感而被感觉淹没的问题。

感官过度敏感

在本书中，我将自己的问题详细描述为声音敏感和触摸敏感。有些人戴耳塞来阻挡扰人的声音。可是不能一直戴耳机，因为大脑有代偿作用，声音敏感性可能会恶化。至少要让耳朵休息半天。即使人们对于某些噪声敏感，他们可能也听不到声音的细微之处。而没有口语能力的孩子只能听见元音。我的语言老师通过伸直舌头和吐字的方法帮助我听见辅音。大人们直接同我讲话时，我能听懂他们所述的全部内容。但如果他们交谈语速很快，在我听来就像是一门外语。自从《自闭历程》出版以来，我做过一些中枢听觉处理的测试。在我之后的书——《图像思考》中，我详细探讨了这些测试。我对自己在测试中的糟糕表现感到震惊，我混淆了 "life boat"（救生艇）和 "light bulb"（灯泡）之类的词。

我没有视觉处理问题，但许多人有。有些人从眼角往外看，因为那样可以看得更清楚。这样做的孩子们应该去视力发育验光师那里看看。视力发育验光师是一种特殊的眼科医生，他能诊断

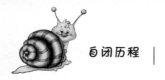

出大脑处理视觉信息的方式。若荧光灯的闪烁令人不适，可以坐在窗边或弄一张课桌，上面放一台老式白炽灯。戴一顶有宽边或宽帽檐的帽子同样可以阻挡扰人的闪烁。

电脑屏幕的闪烁对许多人来说都是个大问题。对于自闭症/阿斯伯格综合征患者而言，最好的电脑屏幕是没有内置荧光灯的手提电脑或平板。由于白纸上黑色字体的"颤动"，有些人阅读不便。用棕褐色、浅蓝色或灰色的纸张打印孩子的作业有助于减少白纸黑字的色差。另一种方法是彩色叠加。有些人使用 Irlen 彩色镜片。去一家眼镜店试试，看戴上浅茶色镜片后阅读是否更容易。通常，浅粉色、紫色、紫褐色或者浅棕色镜片效果最佳。

药物与生物医学治疗

我在 1993 年版的附录中提出的治疗信息仍然正确。之后，自闭症的治疗取得了一些进展。我对这些治疗的更新如下。

药物解救了我，抑制了如结肠炎和头痛等与压力有关的健康问题。同撰写《自闭历程》之前的情形一样，我仍在服用等量且低剂量的抗抑郁药物。刚被确诊为自闭症的幼儿，最好尝试一些生物医学疗法，比如无酪蛋白（牛奶）和无麸质（小麦）饮食法。这种特殊饮食法帮助了一些孩子。由自闭症研究中心出版的DAN(Defeat Autism Now) 协议，包含了关于饮食、保健品及其他疗法的额外信息。这些疗法也许对某个孩子有效，但是对于其他孩子可能疗效甚微，甚至毫无作用。

　　我在《自闭历程》中对于极低剂量的抗抑郁药物的表述，在今天仍然正确。药物过量会导致兴奋、失眠和易怒。一旦这些症状出现，就必须立刻减量。在会议上，我曾从家长们那里听过数不胜数的有关孩子服用过量抗抑郁药后发生的恐怖故事。一个典型的例子是，儿童在服用低剂量药物时表现良好，却在药物剂量增加后开始失眠，且变得十分焦虑。患有焦虑症、强迫症或抑郁症的大龄儿童及成人常依靠低剂量的 SSRI 类抗抑郁药（Selective Serotonin Reuptake Inhibitor），选择性 5- 羟色胺再摄取抑制剂，如百忧解（氟西汀）的帮助。要使用最低有效剂量——有时仅为正常起始剂量的 1/3 到 1/4。那些在技术领域工作的朋友们，靠百忧解拯救了自己的事业和生活。百忧解与其他一些 SSRI 类抗抑郁药相比的优点之一，是它几乎不会招致任何关于智力受损的投诉。英国药品监管局建议，SSRI 类抗抑郁药中的一些药物不应用于儿童。而百忧解是 SSRI 类抗抑郁药中推荐儿童使用的一款。在美国，百忧解是 SSRI 类抗抑郁药中唯一一款受食品药品监督管理局批准用于儿童的抗抑郁药。

　　处于自闭症 / 阿斯伯格综合征的这一连续谱系中的人们各不相同。有些人完全不需要药物治疗，但我注意到一些成年人因为拒绝服药而感到痛苦。自我的两部著作出版以来，非典型抗精神病药物如利培酮（risperidone）已经上市。这种药物可以有效控制攻击行为，但如今，新的医学文献报告称，一些儿童出现了迟

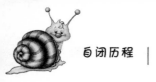

发性运动障碍，即该药物的副作用———一种类似帕金森症的运动障碍。

加拿大的一位自闭症专家，乔·哈金斯（Joe Huggins）医生报告称，利培酮有利于无口语能力的青少年及患有自闭症的成年人控制愤怒情绪和攻击行为。为减少副作用，他每天服用 2 毫克甚至更小剂量的利培酮。哈金斯医生发现，在较低功能的无口语能力的自闭症成人中，常见的有效药物是 β - 受体阻滞剂（如普萘洛尔）以及抗惊厥药（如丙戊酸钠）。由于可能导致兴奋，低功能人群通常避免使用 SSRI 类抗抑郁药和三环抗抑郁药。抗抑郁药往往在自闭症 / 阿斯伯格综合征谱系的更高一端的人群中最有效。

传统药物的支持者和生物医学疗法的拥护者之间存在着很大的争议。对于幼儿，我仍然坚持自己最初的建议，他们最好在服用药物前先试试饮食和补剂。对于年龄较大的人，有时这两种疗法相结合的效果最好。我认识的两个成年人，他们在特殊饮食和小剂量常规药物相结合的疗法下反应良好。

总结建议

一个良好的幼儿教育计划的重要性，我再怎么强调也不为过。自闭症儿童需要长时间的使大脑与外界保持联系的活动。成为身处 20 世纪 50 年代的儿童是一个优势，因为井井有条的用餐礼仪和大量的轮流游戏帮助我调整自己。家庭聚餐和游戏同样教会我重要的社交技巧。好老师如金子般可贵，能够遇到他们，我深感幸运。

第一次观察到异常行为时，就应该进行教育治疗。让一个患有自闭症的 2 岁或 3 岁儿童整天看电视，可能是你做过最糟糕的一件事。如果你不能为孩子制定一份教育计划，那就去请求孩子的祖父母或社区其他人的帮助，请他们每天花大量时间与孩子互动。还有很多关于如何教导自闭症幼童的好书。在《自闭历程》中，我对我的保姆太苛刻了。关于自闭症的知识习得越多，我就越发意识到，轮流游戏和条理性活动确实有益，它们使我免于被忽视和无法正常成人。

书的题目《自闭历程》(Emergence，直译为"显现"）是很准确的。因为自闭症领域没有任何突破。即使到了四五十岁，我依然好学不倦，在与人交往时也变得不那么笨拙。这是一个逐渐显现的过程，与之相随的，是我对世间法则愈来愈多的了解。

目 录

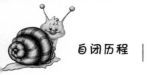

自闭历程

第一章　童年回忆

差点害死妈妈和妹妹简（Jean）的那一天，我记忆犹新。

妈妈坐进汽车，越过后座对我说："天宝，给，你的帽子。去看言语治疗师的时候，你想打扮漂亮些，不是吗？"她扯了扯垂在我耳边的蓝色灯芯绒帽子，转过身，发动引擎。

我觉得两只耳朵像被挤成了一只。这帽带紧紧地压在我的头上。我拽掉帽子，大声尖叫。这是我告诉妈妈我不想戴帽子的唯一方法。戴这帽子很疼，它让我的头发透不过气来。我讨厌它。我才不会戴着它去"讲话"学校。

在车站，妈妈转过身来看着我。"把帽子戴上，"她命令道，然后开车上了高速公路。

我拨弄着这顶令我痛苦不堪的帽子，想蹭掉这个织物箍儿。便哼着不着调的歌，一遍又一遍地揉捏它。那时躺在我腿上的这顶帽子，就像一团丑陋的蓝色物体。我决心将它扔出窗外。妈妈不会发现的，她正忙着开车。然而，对一个三岁多的小孩来说，我根本没法把车窗摇下来。那一刻，我只觉得腿上的帽子又热又

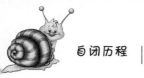

扎人。它躺在那里，严阵以待，俨然一头怪兽。于是我一时冲动，俯身向前，把帽子从妈妈的车窗扔了出去。

妈妈大叫，我捂住耳朵，屏蔽那刺耳的声音。她伸手去抓帽子。汽车突然转向，颠簸着开进了另一条车道。我背靠着座椅，享受着汽车的颠簸。而简在后座上号啕大哭。直到今天，我仍记得那条高速公路沿线的丛丛灌木。闭上双眼，仿佛就能再次感受到洒在车窗上的温暖阳光，闻到汽车尾气的味道，看到缓缓驶来的那辆红色拖车。

妈妈试图打方向盘，但为时已晚。汽车撞上那辆红色拖车的时候，我听到了金属的撞击声，感到一阵强烈的震动。突然，汽车停下了，碎玻璃雨滴一般掉在我身上，我大喊："冰，冰，冰，"我一点也不害怕，甚至还有点兴奋。

车的一侧被撞坏了。我没有害死大家，这真是个奇迹；我居然还能简洁明了地说出"冰"这个词语，这也算是一个奇迹。作为一名自闭症儿童，说话困难是我最大的问题。虽然能够理解别人说的一切，我的回应却是很有限的。我竭尽了全力，但大多时候还是说不出话来。类似于口吃，就是怎么也讲不出话。可有时候我吐字很清楚，比如"冰"。这种情况时常发生在我精神紧张的时候，比如遭遇车祸时压力迫使我突破了以往讲不出话的障碍。小时候，我的自闭症使大人们困扰，在众多令人不解、挫败与困惑的事件里，这只是冰山一角。身边的人不明白，为什么我有时能讲话而有时不能。他们以为是我没有努力，或是被宠坏了。于是更加严苛地对待我。

或许，正是因为我无法充分地与人交流、因为我的"内心"世界，儿时的景象才如此生动鲜活。一幕幕回忆如电影般在脑海中放映。

妈妈生下我的时候，只有十九岁。她说她依然记得，那时的我，是一个普通健康的新生儿，一双蓝色的大眼睛，一头毛茸茸的棕发，下巴上还有个酒窝。那时的我，是一个名叫天宝、安静"乖巧"的女孩。

若能记起生命中最初的时光，我那时是否会知晓，自己正急速地坠入孤独的深渊？我与外部的联系，会由于我的五种感官反应过激或无法协调一致而被切断？我是否能感知到，自己会因未出生时就遭受的脑损伤而经历种种格格不入？——而这种损伤，只有在日后的生活中大脑的受损部分经历了发展后才显现出来？

在我六个月大时，妈妈注意到，我不再渴求拥抱，当她抱着我时我浑身僵硬。再大几个月的时候，妈妈试着将我抱在怀里，我却抓着她，俨然一只困兽。她说过她不理解我的行为，从我充满敌意的举动中受到了伤害。她看到别的婴儿依偎在自己母亲的臂弯。她做错了什么呢？但那时的她以为，这都是因为自己年轻又缺乏经验。对她来说，有一个患有自闭症的孩子是很可怕的，因为她不知道该如何对待抗拒自己的婴儿。也许是我的抗拒看起来并无异样，她收起了自己的忧虑。毕竟，我身体健康，聪慧机敏，协调性又好。我是妈妈的第一个孩子，她以为我的退缩是正

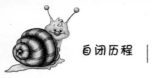

常的，是长大和独立的一个过程。

我出现了在自闭症儿童中十分典型的，对触摸的退缩反应，在接下来的几年当中，也相继出现了自闭症患者的标准行为：比如对旋转物体的固恋、偏爱独处、破坏性行为、发脾气、不会说话、对突发噪声的敏感、开始耳聋以及对气味的浓厚兴趣。

我是个破坏力极强的孩子。我画花过整个墙壁，还不是一次两次，而是随时手里都握着铅笔或蜡笔。我记得自己在地毯上尿尿的时候被"逮个正着"。所以下一次当我有尿意的时候，并没有尿在地毯上，而是把床单夹在两腿之间。我以为床单很快就会干，妈妈也不会发现。普通孩子用黏土做雕塑，而我用自己的粪便，还把作品弄得房间里到处都是。我咀嚼拼图，把纸板碎屑吐在地板上。我脾气暴躁，受挫时就会乱扔手边的东西——一个堪比博物馆馆藏级别的花瓶或残留的粪便。我不停地尖叫，对噪声反应激烈，但在某些时刻又充耳不闻。

三岁时，妈妈带我去神经科接受检查，因为我的行为举止和邻家的小女孩们不一样。我是四个孩子中的老大，弟弟妹妹没有一个像我这样。

我的脑电图和听力测试结果均显示正常。我还接受了瑞姆兰德（Rimland）量表的测量，在以 20 分表示典型自闭症（也称肯纳综合征，Kanner's syndrome）的量表中，我得了 9 分。（在被认为是自闭症的孩子中只有 10% 符合狭义的肯纳综合征。这是因为肯纳综合征和其他类型的自闭症之间存在代谢差异。）尽管我的行为模式绝对属于自闭症，但我三岁半时开始发出的最基本的、婴幼儿的，但无疑具有意义声音，还是降低了我在瑞姆兰德量表中的分数。但是任何程度的自闭症对于父母和孩子而言无疑都很挫败。经过评估，医生说我没有生理上的缺陷。针对我的沟通障碍，他建议找一位言语治疗师。

直到那时，交流之于我还是一条单行道。我能理解别人说的话，这就是我交流的唯一方式了。雷诺兹太太是我的言语治疗师，除了使用教鞭，她还是给我带来了温暖的回忆，可我畏惧她的教鞭，那教鞭很尖锐，看上去充满恶意。我在家里接受的教育是，永远不要把尖锐的物体对着别人。那教鞭尖得能戳穿一只眼睛，而现在，雷诺兹太太用它指着我！我害怕得退缩了。我不相信她能理解我对那根教鞭的恐惧，我也未曾向她解释过。即便如此，雷诺兹太太还是帮助了我。那是我第一次接听电话：雷诺兹太太离开了房间，一会儿，电话响了，一遍，一遍，又一遍，但没有人接。电话声响带来的刺激和压力似乎打破了我以往的口吃模式。我冲进房间，拿起听筒说："Hul-lo！"就算这是电话之父亚历山大·格拉汉姆·贝尔的第一通电话，对方的反应也不会比这更吃惊了。

妈妈说，起初我的词汇量非常有限，而且过分重读单词，比如把"球"念成"就"。说话也是单词模式——"冰""走""我的""不"。但这一切在妈妈听来一定无比美妙。从哼哼唧唧、尖叫再到这一步，我的进步多大呀！

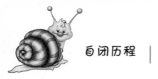

然而，令妈妈担忧的，不仅是我语言能力的匮乏。我声音单调，说话几乎没有抑扬变化，更没有节奏。单单这一点就令我与众不同。说话困难加上声音单调，导致我成年以后才能直视别人的眼睛。孩童时，我记得妈妈一遍又一遍地问我："天宝，你在听我讲话吗？看着我。"有时我也想看着她，可我做不到。眼神飘忽不定——许多自闭症儿童的典型特征——是我的又一个自闭症行为表现。还有其他迹象。我对别的小孩不感兴趣，偏爱自己的内心世界。可以一连几个小时坐在沙滩上，任沙子从指缝流过，用沙子制作微型山脉。每一颗沙砾都吸引着我，仿佛我是一个透过显微镜观察它们的科学家。其他时候，我仔细检查手指上的每一道纹，仿佛它是地图上的一条路。

旋转是另一项我最爱的活动。我会坐在地板上打转，如此，房间就和我一起旋转。这种自我刺激令我感受到自身的强大，感受到我对事物的掌控。毕竟，我可以把整个房间转过来。有时，我会扭转后院的秋千使世界旋转，链条相互缠绕在一起。然后我便坐在秋千上面，随着缠绕的链条逐渐解开，注视着天空和地球旋转。我意识到，非自闭症儿童也喜欢坐在秋千上转。不同之处在于，自闭症儿童痴迷于这种旋转本身。

内耳中存在一种机制，可以控制身体平衡，整合视觉和前庭的信息输入。通过一系列的神经连接，双眼在经过一定量的旋转后会跳来跳去（变成眼球震颤），人也开始反胃。于是，孩子便停止转动或旋转。自闭症儿童的眼球震颤相对较少。仿佛在未成熟的神经系统中，他们的身体要求更多的旋转来充当一种矫正因子。

无论出于什么原因，我都喜欢自己转来转去，也喜欢不停地旋转硬币或者盖子。全神贯注于旋转着的硬币或盖子时，我什么也看不见，什么也听不见。周围的人都是透明的。没有声音能够侵扰我的固恋。就好像我是聋子似的。突然一声巨响也吓不倒我。

然而身处人的世界，我便对噪声异常敏感。每年夏天，我们都会前往位于楠塔基特（Nantucket）的家庭度假区。去那里需要乘渡船四十五分钟。我讨厌这段时间。轮船发出的声响对妈妈和弟弟妹妹而言刺激又新奇，对我来说却是一场噩梦，它侵犯了我的耳朵，甚至灵魂。

母亲和保姆坚持要我们坐在甲板上。"嗅嗅这清新的空气，孩子们，"妈妈常说。

"多么健康的空气！一定会让脸蛋儿像苹果般红润。"保姆总是这样添一句。

唯一的问题是，为了呼吸这清新、健康、会让脸颊红润如苹果一般的空气，我们不得不径直坐到雾角下面。当雾角响起时，那尖锐刺耳的声音令我头痛得要命。即使用手捂着耳朵，那声音也使我痛苦不堪，甚至痛到一下子瘫倒在甲板上尖叫。

"可怜的天宝！她可不是当水手的料。"妈妈说。

我看见保姆紧闭的双唇，她对妈妈的天真无谓感到厌恶。她

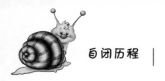

知晓一切。克雷小姐是典型的女仆。她一头灰发，头后束着一个发髻。还将发夹径直插进头发，固定住发髻，我以为那发夹是鲸骨做的。她总穿着罩衫，这让她看起来像一位法国画家。她有许多优秀的品质，一心一意地照料了我和妹妹简。她同我们一起游戏，带我们滑雪橇，给我们弹钢琴，让我们伴随着旋律在房间里走动。但她不相信拥抱，认为那毫无意义。她从不触碰我们，除非是为了惩罚。多年后的今天我才明白，那时的克雷小姐早已经觉察喧闹噪声带给我的痛苦。这类噪声不单单会惊吓到自闭症儿童，更会引起他们强烈的不适。

比如生日派对。对我而言便是折磨。噪声制造者们突然制造的混乱使我大惊失色。这时，我的反应要么是打别的小孩，要么拿起烟灰缸或任何手边的东西，把它扔到房间的另一边。

对患有自闭症的儿童来说，这是寻常的事，因为他们总是对某些刺激源反应过度而对另一些反应不足。近来的研究显示，一名患有自闭症的儿童也许会忽视一声巨响，却对皱巴巴的玻璃纸所发出的声音反应强烈。这种对刺激源过度或不足的反应，可能是因为自闭症儿童不能整合传入的感觉信息，也无法选择相应的刺激源以做出反应。

关于自闭症的成因，波士顿的黛博拉·费恩（Deborah Fein）和她的同事有一个有趣的观点。"在动物中，与自闭症相似的行为也许是缺乏信息输入所致，而对于患有自闭症的孩子来说，这种行为则可能是由于无法处理输入的信息而造成的。因为可能从一开始，这些孩子就已经丧失了知觉经验。而通常正是这种经验构成了组建高级知觉、观念和语言的积木。"这一观点同早前的某些研究相符。这些研究表明，自闭症儿童无法处理同时发生的刺激，只能对一种复合的视觉或听觉刺激物的一个方面做出反应。如今，即使作为成年人，身处喧哗的机场等候时，我发现自己仍然可以阻挡住所有外界的刺激，继续阅读。但我同样意识到，我却不可能屏蔽掉机场的环境噪声，去打电话交谈。患有自闭症的儿童都是如此。他们必须做出选择，要么自我刺激，比如旋转、自残或为了屏蔽外界刺激逃进自己的内心世界。否则，面对众多同时发生的刺激，他们会应接不暇，做出发脾气、尖叫或其他不可接受的行为。自我刺激行为有助于镇定被过度唤醒的中枢神经系统。一些研究人员认为，患有自闭症的儿童有一个过度活跃的神经系统，一些行为过分活跃的孩子们则有一个迟缓的神经系统。患有自闭症的儿童通过自我刺激来镇定自己，而过分活跃的孩子之所以异常活跃，是因为他们试图刺激一个未被唤醒的神经系统。

我们的保姆，克雷小姐，利用了噪声带给我的痛苦。她将声音作为惩罚手段。如果我在吃午饭的时候发呆，勺子悬在半空中，克雷小姐就会说："天宝，吃饭。如果你现在不把汤喝完，我就在你面前捏爆一个纸袋。"她在冰箱顶部放了一些纸袋，若我不守规矩或游离人的世界，她就会朝着我的脸，捏爆纸袋。这种对于噪声的敏感性在患有自闭症的成年人中也很常见。时至今

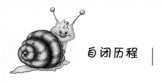

日，突如其来的响声，比如汽车爆胎的声响也会吓我一跳，一种恐慌感随即淹没我。大而尖锐的噪声，像摩托车发出的声音，依旧令我苦不堪言。

但作为孩子，"人的世界"对我的感官而言往往太过刺激。寻常日子里日程的改变或突发事件使我发狂，感恩节或圣诞节就更糟了。每逢这些节日，家里全是亲戚。嘈杂的声音、混杂的气味（香水、雪茄、湿漉漉的羊毛帽子或羊毛手套）、走来走去的人、此起彼伏的噪声和混乱、不间断的触碰等，这一切我都难以承受。一个很胖很胖的姑姑让我用她的专业油画颜料，她温柔体贴又慷慨大方，我很喜欢她。然而，当她拥抱我时，我感到自己完完全全被吞没了，于是惊慌失措。那种感觉就好像被大山似的棉花糖窒住。我退缩了，因为我的神经系统无法承载她汹涌的爱意。

好在，人生的头五年——虽不常从容不迫，但也总是锲而不舍。我妈妈写日记，在日记中，她这样写道：

觉得无聊或疲倦的时候，天宝就吐口水，要么脱掉自己的鞋子随处乱扔，每每这时她总咯咯地笑个不停。有时候这些举动似乎超出了她的控制范围，但其他时候则是为了出风头而故意这么做。渐渐地，她不再那么理智了，奇怪的行为也显得更加冲动。比如，她吐了口水，然后又去拿抹布擦掉，就好像她知道不应该这样做，但又无法抑制要去做的冲动。她总是给我一支笔和一张纸，要我画一幅画。早上时，如果我说："你给我画一幅，"她会答应。但到了晚上，同样的要求会遭到愤怒的拒绝。她怒不可遏地把铅笔扔向房间另一边。又号啕着拿起那根铅笔："断，断"（摔断了）。她知道若是扔了铅笔，铅笔就会断掉，可她就是抑制不住自己的愤怒。

天宝像是被悬在一根极细的理性之线上。如果感到愤怒，她做出的反应就很古怪，越是感到疲劳或沮丧，她的反应就越是古怪。然而，她意识到自己的奇怪行为给别人带来了困扰，于是她假装这样做来自娱自乐，制造出戏剧性的场面。

我美丽的孩子。"……当她乖巧的时候，她非常、非常听话，而她不乖的时候，她是可怕的。"不过，我不得不说，即使是她表现最糟糕的时刻，她也是活泼聪颖的。和天宝在一起很快乐，她是我挚爱的同伴。

妈妈填写了一份针对行为紊乱儿童的诊断检查表。她对我行为举止的回答，显示我有一些典型的自闭症特征。（见附录A）

第二章　早年学校生活

五岁时，我要上幼儿园了，心中五味杂陈。妈妈告诉我学校如何有趣，可以了解其他小孩，还可以学习新鲜事物。听起来不错，但我很害怕。新环境使我心烦意乱，我对社交礼仪也并不敏感。好在，那时的我并没有意识到自己与众不同：讲话和其他孩子不一样；领悟不到语言的精妙之处；有时会逃进自己的内心世界；有时我冲动古怪的行为甚至令自己大吃一惊。

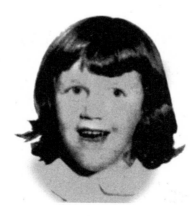

我就读的学校是一所为普通儿童开设的小型私立学校。此前，

妈妈事无巨细地同老师们讨论了我的问题。开学第一天，我待在家里，这样老师就可以向其他孩子说明我的不同了。我的老师克拉克女士，留着一头灰短发，连衣裙的领子几乎长到下巴。她皮肤苍白，像一片幽灵，鼻尖上架着一副眼镜。我记得她身上的香水味很浓，每次靠我太近时我都会恶心反胃。在演示完字母的不同发音后，克拉克女士给我们每人一本图片练习册。其中一页上有一个盒子（box）、一个手提箱（suitcase）、一个水盆（bird bath）、一把椅子（chair）、一部电话（telephone）和一辆自行车（bicycle）。克拉克女士说："选出以字母'b'开头的单词的图片。"

我标记了手提箱（suitcase），因为我觉得它是个盒子（box）。我没有选鸟和水盆。因为图片上它们在一个花园中央，我以为"g"才是它们的关键发音字母。然而我并不能很好地向克拉克女士说明，为什么有的图片我选了，而有的没有选。我知道字母"b"的发音，我的每一个标记也有合理的理由。挫折在我心中肆虐，我只想用拳打脚踢来释放这种情绪。我记得，是因为水盆在花园中央，才想当然地认为它和"g"的发音有关。而我用"b"标记手提箱是因为它和盒子一样都是容器，而且手提箱的形状很像盒子。即使我能够向克拉克女士解释我的想法，她也不会接受这样的逻辑——我的推理论证并不适合这种非黑即白、非对即错的教学方法。

在学校的另一个挑战是学习节奏——一项对我而言不可能完成的任务。克拉克太太会让我们坐成一圈，她坐在钢琴旁。"孩

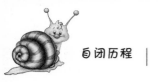

子们，听节拍。"她会演奏几小节。"现在，随着音乐的节拍拍手。"我做不到。全班同学鼓掌时，我的双手是分开的。

"天宝。注意。"

克拉克太太又演奏了一遍。而我又一次错过了"拍手"的时机。"你为什么要这样做？你破坏了大家的兴致。"她说。

那时我并不想搞破坏，但要在听音乐的同时有节奏地拍手，我做不到。

克拉克太太又开始演奏那首歌，但这一回，我又错过了拍手，她说："既然你不愿意就把手放在膝盖上吧，天宝。"她的语气激怒了我。

孩子们旋即哄堂大笑。我怒不可遏，一跃而起，还打翻了椅子。克拉克太太猛地站起，一把抓住我的肩膀，把我带到教室的角落，我在那里一直站到拍手练习结束。即使现在，我已长大成人，当人们在音乐会上随着音乐拍手时，我还是得跟着身旁的人一同拍手。我能够保持适当的节奏，但要想让自己的律动同其他人或音乐伴奏保持一致，却是难上加难。

这在患有自闭症的儿童中是很普遍的。对他们来说，同时处理两个肌肉运动几乎是不可能的。研究表明，自闭症患者在肢体运动上存在左右延迟。让身体各部位一同运作是一项艰巨的任务。

我搞不定节奏，这也体现在学校的作文课上。这首诗是我五年级时的作业：

黑暗的中世纪

Teutrons① 人的苦难岁月，

因穷凶极恶的匈人。

英雄在城堡上窥视着

匈人如刀枪剑雨般到来。

Teutrons 人重获力量之时，

一举击退暴戾恣睢的匈人。

这就是欧洲中世纪，

众修士们博览群书，

只一个修士端坐煮饭。

众修士们拟建新的修道院

工人们毫不费力就完工，

只一个修士坐着吃豌豆。

修道院的房间太小了，

但修士们各得其所，哪怕是最高的那一个

他们有各自的住所，

他们在餐厅进食，

---

① 原文如是——译者注。

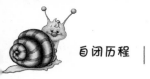

谦卑如修士。

修士心善接济穷人。

修士心怜贫穷可怜之人，

递给他一锅水。

带他去修道院，

给他许多食物。

穷人欢欣雀跃，

不久也当了修士。

老师在这篇作文上写道："天宝，这首诗，作为历史，它是正确的；但作为诗歌，它并不押韵。以你的能力，你应该更加注意才是。"我确实注意了，但我无法有节奏地表达出自己的感想，这会毁了我创作的欲望。

二年级的时候我开始梦想一种神奇的装置，它能给我的身体带来强烈且愉悦的压力刺激。在想象中，这台奇妙的机器并不会替代妈妈的怀抱，却能够随时给予我安慰。

现在，作为一个成年人，我明白了，那时对于一台神奇机器的幼稚幻想，是我寻求一种途径来满足受损的神经系统对触觉刺激的渴望。我们的保姆，从我三岁到十岁，同我们一起生活，却从未拥抱或触碰过我和妹妹，我渴望温柔的触摸。我渴望被爱——被拥抱，与此同时又试图挣脱那位超重、过于热情的"棉花糖"姑妈的亲昵触碰。她的亲昵令我感到自己仿佛被一头鲸鱼吞没。即使面对学校老师的触碰，我也会闪躲退缩。渴望却回避。脑部受损的神经系统禁锢了我。仿佛一扇玻璃门将我从爱与人性的世界中隔离出来。我们需要教会患有自闭症的儿童在被触碰的愉悦，以及因被吞噬的恐惧而使其受惊，这两者之间找到平衡。十岁时我接受了针对触觉防御的艾尔斯量表（Ayres Checklist）的测量，15分表示满分，我得了9分。触觉防御行为与超敏反应类似。例如，我仍然穿不了羊毛衫；我喜欢高领衫的压迫感；我不喜欢睡袍，因为讨厌双腿触碰的感觉；即使长大成人，我也很难安静地坐在那里接受青光眼检查，或让医生为我除耳垢。

无论对于我还是对于许多患有自闭症的儿童，触觉刺激都是无法解决的问题。我们的身体迫切需要人的接触，但当我们被触碰时，却又会痛苦不解地逃离。直到二十多岁时我才能够与人握手或直视别人的眼睛。

然而，孩童时的我并没有神奇的安慰装置。为了满足对触觉刺激的渴望，我用毯子裹住自己，或坐在沙发垫子下。到了晚上，我把床单和毯子紧紧堆在一起，然后躲在下面。有时候，为了享受纸板压在身上的感觉，我身着纸板海报，活像个广告人（身体前后挂着广告牌在街头游荡的人）。

这种对于触觉刺激的需求并不只是出现在具有自闭症特征的儿童身上。研究显示，福利院的婴幼儿无法茁壮成长，除非他们

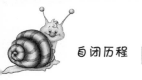

受到爱抚，而早产的婴儿则受益于触觉和动觉刺激。即使是与母猴失联的小猴子，也会紧紧抓住一根毛制滚筒来求取"接触安慰"。

某些权威人士认为，失去触觉刺激会导致多动、自闭行为、暴力及攻击性行为。也有人认为，即使是消极的身体接触也比没有接触好。基于暴力可能与身体感觉（五种感官）刺激不足有关的前提，研究人员做了一些调查。因为感觉障碍，患有自闭症的儿童渴望加强触觉刺激。他们更喜欢（近端的）感官刺激，如触摸、品尝和嗅味，而不是远距离的（远端的）听觉或视觉刺激。正在发育的神经系统中，近端感觉首先发育。鸟类和哺乳动物的触觉最先发育起来。这也许可以解释，为什么一个神经系统受损或不成熟的孩子更喜欢近端感觉。

关键是要有足够的刺激，而且这种刺激必须是明确的——孩子要知道刺激来自何方。如此，孩子们就知道哪些行为会带来令人痛苦的刺激，而哪些会带来愉悦的刺激。除了消极刺激和积极刺激，我还记得自己对于控制可承受的刺激的数量和类型的需要。这是个冲突的情境。为了克服触觉防御，我需要触觉刺激，但面对刺激我却要逃避。被剥夺了爱抚的婴儿长大后会躲避触碰。

等到我长大了，没法再用毯子裹住自己或在一个柔软的枕头底下爬来爬去时，我试图想出另一种愉悦的刺激方法。也许是某种机器。还是个孩子的时候，我就很喜欢机械。我梦想的第一个

"机器"模型是一件充气衣，它能给我的身体施加压力。我从塑料充气的沙滩玩具中得到了这个灵感。事实上，我有很多充气玩具，有时我会把它们切碎。但即使玩具被切成碎片，我仍然喜欢玩它。有时我会在塑料"残余物"上剪出胳膊大的洞，这样我就可以像穿衬衫一样穿上它。

在三年级的课堂上神游时，我设想出一种不同类型的安慰机器。它的外观设计有点像一个棺材状的盒子。我想象着自己在盒子敞开的一端爬行。一旦进去，我就躺在上面，给一件塑料衬里充上气，它就会紧紧地但又无比轻柔地拥着我。最重要的是，即使凭借想象，我也能控制给塑料衬里施加的压力。

上小学的时候，我的另一个想法是建一个三英尺宽、三英尺高——只要我能进去就行——的小围栏，然后关上门。这个小型的围栏会被加热。在我构想的设计中，温暖和压力是很重要的。近期的研究表明，特定的刺激和刻板行为似乎会降低神经系统的唤醒水平。温暖和压力往往会降低唤醒水平，尤其是在受损的神经系统中。或许，如果我拥有一个神奇的安慰机器，我就可以利用它的温暖和压力，而不是大发脾气了。我构想的设计是一种固恋——一种被每一个想象出来的神奇机器所精炼和改进的痴迷。

四年级时，我的另一个固恋几乎令家人抓狂。我喋喋不休地提到选举海报、徽章和贴纸。因为我对我们州的州长选举很感兴趣。我谈论的都是他当选的事。我和我的朋友埃利诺·格里

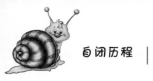

芬（Eleanor Griffin）花了一下午时间从电线杆上拆下两张竞选海报，只为了将它们钉在自己的卧室里。我摇摇晃晃地站在车座上费劲地去掉固定海报的大头钉，埃利诺紧紧地稳住我的自行车。

我还有一个恼人的固恋，那就是没完没了地提问。而且，我会一遍又一遍地提出同样的问题，一次又一次不厌其烦地等来同样的答案。若某一话题激起了我的兴趣，我便全神贯注，侃侃而谈。难怪我的昵称是"话匣子。"

在其他完全或部分痊愈的年轻自闭症患者身上，也发现他们对于一件事的强迫性质询和反复谈论。即使晚上躺在床上，我也止不住地讲话——大声地自言自语。我认为光在脑子里想故事是远远不够的。必须要大声讲出来才行——否则这故事便不真实。我编造的许多故事里，主要人物之一是比思班（Bisban），他是《我们一伙人 / 小淘气系列》的一位演员。我的比思班最厉害的一点是，他拥有掌控事物的能力。我想掌控事物，比思班便是第二个我。比思班能控制百叶窗、恒温器和冰箱里的灯。他操控一切，无所不能。但我的比思班也会调皮捣蛋，比如把爸爸的鞋带绑在一起、把盐放进糖碗、或把马桶盖和马桶坐粘在一起，等等。那真的令我开怀大笑！有时候，当我给自己大声讲述比思班的故事，我便笑个不停。

到了十一岁，我的角色阵容已经扩大，艾尔弗雷德·科斯特罗（Alfred Costello）就经常出现在我虚构的故事里。艾尔弗雷德是我的同班同学，一个真实存在的人，他总是取笑我。他取笑我的说话方式，在我路过走廊时绊倒我，还骂我"笨蛋""怪人"。他是学校的捣蛋鬼，是班上的顽童，是每一位老师的灾星。他把一条乌梢蛇塞进老师的成绩册，把一只老鼠放进她书桌最下面的抽屉里，还递给她一个有虫子的苹果。艾尔弗雷德，在现实生活中是一个调皮捣蛋的人，在我虚构的故事里也是个讨厌的坏蛋。他把垃圾随意丢在学校操场，或对老师伸舌头。当把这故事大声讲给自己听时，我笑了。一讲到艾尔弗雷德被抓了现行，我笑得更厉害了。

无法控制的笑声、持续不断的质询和讲话、对某一特定主题的迷恋（如选举之于我），这些都是患有自闭症的儿童的共同特征。我的这些固恋减缓了我的神经系统唤醒水平，而且使我镇定。太多的治疗师和接受过心理训练的人认为，如果放任孩子沉迷于自己的固恋，会造成无法弥补的伤害。我认为这种观点在任何情况下都是不正确的。可以将固恋引向有建设性帮助的一面。但剥夺固恋是不明智的。就像戒掉一个坏习惯，要以另一个坏习惯取而代之。固恋也是如此。不过，采取积极行动摆脱固恋却是有意义的。对某一主题的固恋可能导致交流——也许是孤独的交流，但至少是沟通上的一个突破。若引导正确，一个患有自闭症的孩子便可受到固恋的激励。拥有一个强迫性讲话的固恋，患有自闭症的儿童可以释放自己某种被压抑的挫折和孤独。

患有自闭症的儿童的挫败感无处不在，贯穿了学习的每一个

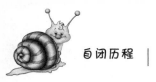

阶段。四年级时，我是班上最后一个获得书法奖的人。这个奖对孩子来说意义重大，如果你的书法足够好，老师会任命你为"抄写员"，你就可以得到一套彩色铅笔。我并不在乎这个"头衔"，但我垂涎那套彩色铅笔。为此我很努力，但仍然是最后一个合格的。另一个难题是数学。我跟不上进度。正当我开始理解一个概念时，老师又引入一个新概念。来自英国的老师布朗先生（Mr. Brown），因为他，学习数学难上加难。他是一位非常得体的英国人，让学生用钢笔做数学题。我们不得不画好正负符号，还要保持书面整洁。试图理解数学就已经很糟糕了，还要保持整洁，这简直是天方夜谭。无论如何努力，我的作业纸上总有溅上去的墨水印。而正当我开始明白一个数学概念的时候，老师又进入了下一章的学习。

阅读是我最擅长的科目。每天放学后妈妈都帮助我阅读。多亏了她，我的阅读能力超过了年级平均水平。妈妈做到了两件事：让我大声朗读和出声读单词。她提高了我的阅读能力；而给我倒茶则让我觉得自己长大了。现在我知道了，那时喝的只是带有茶味的热柠檬水，但对于当时的我而言，它就是纯粹的、象征成熟的茶。她不但教育了我，还培育了我的自尊。

有一门学科让我觉得学校不那么难熬，那就是艺术课——使用纸板、油漆或浆糊制作奇特的东西。还是小女孩的时候，我就喜欢制作东西。那时，没有人注意到大脑整体的、球形的艺术面，也没有人留心大脑线性的、循序渐进的语言面。但很明显，以艺术为中心的课程会鼓励我学习。四年级的时候，我和埃利诺·格里芬是第一批获准去木工店的女孩。我很喜欢那里，并为自己制作的模型船和模型种植园倍感自豪。然而最终，我们还是回到了传统的烹饪班，在那里，我又一次失败了。

对法语老师来说，我绝对是一个恐怖的存在，还因为说："Mademoselle Jo-Lee，ferme la bouche."（朱莉小姐，闭嘴。）而被老师赶出课堂。我的法语老师也是我的缝纫课老师，她不明白，为什么我在缝纫课上表现那么好，在法语课上却表现糟糕。很简单。缝纫课上我是在创作，我尤其擅长刺绣。

多项对于有天赋的青少年的轻罪行为的研究表明，比起需要接受先前训练和教育的晶体智力，这些人在流体智力和非语言思维方面得分更高。晶体智力运用语言中介、声音推理和逻辑顺序解决问题。因此，典型的教育体系并不适用于许多有天赋的具有流体智力的年轻人。另一项研究表明，有些人天生具有处理大量信息的能力，并能从中得出一种模式，而一般人只看到随机性。这一特殊的能力使他们能够找到一个复杂问题的正确答案，比如障碍赛马。这种能力在通常的智商测试中无法衡量，这些人也因此被贴上错误的标签，成为被抛弃者。很多时候，并不是因为他们想要调皮捣蛋或与众不同，而是因为这些有天赋的年轻人"听见了不一样的鼓点"（拥有与常人不同的意识思想）。

创造力——用自己的双手或想象力去做某事——就是我听到

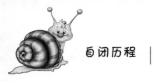

的鼓点。比如，四年级的历史课上我们正在学习史前石器时代的穴居人，我们的作业便是制造出穴居人可能用过的石器工具。期间不能使用如胶水或细绳这样的现代材料。这正合我意。为了做出一把矛，我和埃利诺·格里芬花了一下午凿一块石头，再用藤蔓把石头绑在一根棍子上。另一个班级项目是参观艺术博物馆，在那里我们看到了埃及展品中的木乃伊。我被它们迷住了，受到了视觉冲击，还向家人事无巨细地讲述了这场奇妙的旅行。但是要阅读社会学书籍中的这一历史事件或者其他事件还是很枯燥的，我便坐在一角，躲进自己的内心世界，那里有想象中拥着我的魔法盒子，像胳膊一样温暖慈爱……

小学时，我虽然因为性格冲动、行为古怪、坏脾气和最糟糕的成绩单而名声在外，但也因独特创新的各种能力而为人所知。当时，学校举办了一场宠物展，要求每个人带一只宠物，我带了我自己。因为妈妈不想把狗带去整天拴在学校，于是我装扮成一条狗。我甚至有主人——里斯家（the Reese）的双胞胎兄弟。整整一天，我像狗一样行动——吠叫、坐起来、躺下。那天，我大受欢迎，得到了蓝丝带奖。第二年，班上举行了一场玩具展，我以一个玩具娃娃的样子去了——布娃娃。这些新颖的想法在学校大获好评。

我那些新颖的想法，无论好坏，都成为克里斯特尔·斯威夫特（Crystal Swift）喜欢我的原因。我们坐在秋千上旋转，玩单词联想游戏。从"果冻"到"石灰"，再到"肉汁"，我们笑声不断。除了我们，没人觉得这好笑。旁人不理解我说话时圆嘴型的音节，而她可以。当其中一个孩子问起为什么和天宝那样的傻瓜一起玩耍时，克里斯特尔说："我喜欢她，因为她有趣。"

埃利诺·格里芬，小学阶段她一直是我的朋友，我们经常一起建造树堡。埃利诺很乖。有一天，我很生气，因为有人模仿我说话的语气和在礼堂呆笨的举动，我倒在地上，乱踢靠近我的每个人。埃利诺吓坏了。但她依然是我的朋友，在那些戏弄嘲笑我的人面前保护我。她喜欢我画马的方式。我在全校师生面前高唱《美丽的美利坚》时，她鼓掌鼓得最响。

五年级时，我参与帮助三年级的老师，为学校戏剧制作戏服。这是我喜欢且极其擅长的事。这一切都与制作东西、富有创造力和想象力有关。即使是学校的比赛，我也力求别出心裁。我们过去常玩踢罐电报的游戏。为了迷惑"老猫"，让我得以进入老窝并触摸"得到自由"，我会脱下外套，往里面塞满树叶，再把它放到老猫能看见的地方。当他去抓那件塞满树叶的大衣时，我便跑到老窝那里，赢得胜利。我一直试图构想新颖的做事方法。

我同样擅长各种别具一格的调皮捣蛋。有一次，我去拜访朋友苏·哈特（Sue Hart），在她家的干草棚里玩耍。我们从阁楼上俯视四年级的老师麦克唐娜女士（Mrs. McDonnell）的花园，她说："我打赌你不可能把红皮球扔进麦克唐娜女士的水盆。"

我把球从阁楼上扔出去，球弹出水盆。不知什么原因，我也

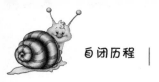

不知道为什么，那草棚里大约有一百个棕色的威士忌空酒瓶。她说："你为什么不扔出去一瓶威士忌呢？"

我随即扔出酒瓶，打碎了水盆。（如今，苏——这些可怕行为的煽动者，早已成为联邦政府的一名高级官员。）接着，我们把那些威士忌酒瓶一个个扔出阁楼，扔进那位老师家的烟囱、门前的人行道、阳台、玫瑰花丛。她的花园里满是碎玻璃。

第二天在学校，麦克唐娜女士告诉全班同学，她的花园遭到了严重的破坏。我并不打算被她抓到，于是午饭时间在餐厅里，我坐到麦克唐娜的旁边。"麦克唐娜女士，您那美丽花园所遭受的不幸简直太可怕了。"

"谢谢你，天宝，谢谢你的关心。"麦克唐奈女士温柔地笑道。

只那一次，我直直地看着她，告诉她我并不知道是谁毁了她的花园。"但是昨天我在我的朋友苏的家里，"我说，"我们看见罗伯特·刘易斯（Robert Lewis）和伯特·詹金斯（Burt Jenkins）在你家附近。"

"谢谢你告诉我，天宝。你是一个关心他人的好女孩。"麦克唐娜女士站起身，走到罗伯特和伯特坐的那张桌子旁。我看着她领他们去校长办公室。并没有因为给他们带来麻烦而感到难过。如果他们有搞破坏的念头，他们很可能已经这样做了。再说了，他们对我那么刻薄，还取笑我，这是他们自作自受。作为一个成年人，我知道这样做对那些男孩来说太刻薄了。但作为一个患有自闭症、无法从身体或口头上反抗的儿童，这一切似乎是正当的。

还有一次，我们去看望我的表弟彼得·纳什（Peter Nash）。彼得总是惹麻烦。有一次他烧毁了一个仓库。这天，我们坐在他家门前的台阶上。"愚蠢的邻居，"彼得抱怨道，"他们告诉我爸爸我老是横穿他们的草坪。该死的告密者。"

我点点头。

"现在，要到朋友家去的话我得绕着街区走。"彼得盯着邻居的院子，"我一定要修理他们。"

我突然想到了一个主意。"我们可以破坏他们的草坪。把垃圾扔得到处都是，然后用金属爪挖草坪。"

彼得坐直了身体，"是啊，我们可以这样做。"旋即又靠回台阶上。"但我可不想受到责备。"

"能责备谁呢？"我傻笑着问道。"是狗干的。"我们开始行动，像一群野狗般撕毁了那个草坪，从未被人发现。

但周末我穿着网球鞋去教堂时，我真的被抓了现行。爸爸对我大吼大叫。我跑出教堂，他紧跟在我身后。终于，他把我堵到加油站和一片铁丝网中间。我爸爸脾气急躁。事实上，他家族里的人都以坏脾气出名。最近，加州大学洛杉矶分校的一项研究发现，在一些患有自闭症的儿童的家庭中，有一种遗传性状的模式。正如蓝眼睛是遗传的隐性性状，自闭症的某些特征，比如发脾气，可能世代相传。在很小（属于正常）的程度上，我爸爸和

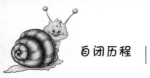

我有同样的特征，比如焦躁以及全神贯注于一个主题的倾向，如共有基金或计划旅行的细节等。

　　作为一个成年人，我学会了控制自己的脾气。方法很简单。我决不放大自己的脾气。不与人争论。只是转身，离开那个棘手的场合。我从不发脾气。我目睹过坏脾气使财产损失，让友谊终结，令家庭破裂。初中时，我的脾气给我惹了大麻烦。

第三章 新烦恼

三年级快要结束了，父母觉得夏令营可能对我有益，便选了一个，他们以为那里的工作人员会善解人意。

妈妈问："你想去夏令营吗，天宝？"

我没有回答。一方面很想去，因为学校里很多孩子都去夏令营，但另一方面我却犹豫了，不同的人、不同的环境、不同的经历，改变对我来说并不容易。

"在夏令营你可以做手工、散步、划船。还可以游泳，有很多时间游泳，天宝。"妈妈继续说。

放学后不久，妈妈开车送我去营地。它位于科德角的马萨诸塞州海岸附近。在路上，我喋喋不休地问了一大堆问题，都是关于营地活动、那里的人和那个地方。

"天宝，我和你一样，知道得不多。"妈妈说着就笑了。"还记得宣传册上的那张图片吗？图片上孩子们有的在游泳，有的在划船。"

"我要在哪里睡觉呢？"

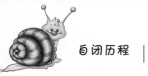

妈妈大笑。"天宝，还记得那张小木屋的图片吗？我告诉过你，你会和其他七个孩子还有一位成年辅导员一起住在其中一个小木屋里。记得吗？"

"记得。但是我怎么知道我要住的是哪个小木屋呢？"

"会有人告诉你的。你会度过一个精彩纷呈的夏天，有新的小伙伴，还有新的冒险。"

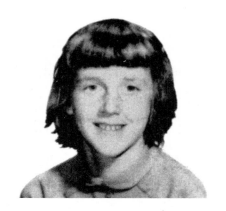

妈妈开车驶进满是灰尘的停车场，一位年轻的女士急忙迎了上来。我多希望自己可以藏起来。这里的小木屋看起来比宣传册上的要大，很多人跑来跑去，大喊大笑。

"欢迎来到斯旺尼河夏令营。"那位女士打开了我那侧的车门。"你是天宝·葛兰汀，对吗？我是南·阿曼（Nan Armen），你们小木屋的辅导员。"

我盯着地板。没有动身。

"下车，天宝，和南说说话。"妈妈站在那位年轻女士身旁。

我觉得外面炎热，内心却一片冰冷。我缓缓迈步下车。几分钟后，南带我参观了我的小屋、床铺、储物柜。妈妈要离开的时候，我都没能说声再见，因为那时正忙着穿泳衣。

第一次游泳为我的新固恋和父母的新烦恼埋下了伏笔。我坐在毛巾上准备脱掉网球鞋。一个男孩，十一二岁，对他的朋友说，"不要费心看新来的那个人了。一点乳房都没有。"

"乳房？"我重复道，男孩们大笑。

那一整个下午，"乳房"成了我最爱的单词。这是一个全新的词语。我喜欢嘴间说出它时的感觉。我一遍又一遍地重复这个词。我每说一次，那群男孩们就大笑一次。后来，我在小屋里说了那个词。南眉头紧锁。"天宝，我们不能在男女都在的场合说这个词。"她解释了什么是"乳房"。但为时已晚——这个词语已经烙进我的脑袋，我不住地脱口而出。

当天晚上，我们小屋的一个女孩和我一道去食堂吃晚饭。她悄悄告诉我，女孩有乳房是为了喂自己的宝宝。

"男孩就不想喂宝宝吗？"

那女孩噘着嘴，说，"男孩有别的东西。可以制造出宝宝的东西。"

"我从没见过那东西。他们把它放在哪里？"

"在他们的裤子里，笨蛋！"她大笑。"你要是这么感兴趣，何不让其中一个给你瞧瞧他的'小弟弟？'"

第二天游泳的时候，我照做了。那男孩睁大了眼睛，张大嘴

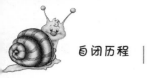

巴，结结巴巴地说："什么？"

我又讲了一遍自己的要求。

"你疯了吗？"他走开了。几分钟后，我看见他和他的朋友在聊天。他们指着我哄笑。

那一周余下的时间过得很愉快。我游了泳，划了船，还在工艺时间做了一条贝壳项链。男孩们取笑我，但并不刻薄。他们会说一些我不懂的东西，例如"你已经熟了"，我回答："是的，我已经熟了。成熟。成熟。"他们便哄堂大笑。但当我把有的话复述给营地主任诺斯罗普女士（Mrs. Northrop）、我的小屋辅导员南或工艺课老师琳达（Lynda）时，她们并没有笑，而是转身离开，或低头盯着自己的脚。这并不能阻止我。我沉迷于新词汇，无法自拔。

第一周结束时，我生病了。周五早上醒来时高烧发抖，小便还很痛。南带我去了医务室，护士让我上床休息。夏令营的医生诊断过后，针对我的泌尿道感染，他给我开了龙胆紫。那一周我是在病床上度过的。护士将紫色的药水涂抹在我的外阴部，一天两次。然后用棉签擦干我的阴道，那样很疼，我疼得哭了。有时她用一个尖锐的器械，像牙科医生用的那种，来检查我的外阴部。她喂我吃药，那令我昏昏欲睡。一周后妈妈来接我的时候，我都不记得自己在医务室待了多久。

我回到家，从感染中康复之后，父亲和母亲拜访了斯坦博士（Dr. Stein），一位儿童精神病学家，他是那位从婴儿时期起就关切我的儿科医生推荐的。母亲在咨询后写道：

亲爱的斯坦博士：

　　见过您以后回到家，我略感不安，不是您所暗示的天宝适应不良的原因，而是因为我的丈夫在会面结束时突然离席。我明白他渴望得到澄清，佩勒姆医生（Dr. Pelham，天宝的儿科医生）和迪女士（Mrs. Dee，天宝的三年级老师）都知道他是有正当理由的。问题不在于孩子是否有这样或那样的习惯，而在于孩子的表现和行为举止。某种程度上所有孩子都具备的特点，在天宝身上却成了强迫性的，这才是问题所在。这也是最需要改善的地方。当天宝处于安全的环境，首先感受到的是爱，其次是赞赏，那么她的强迫行为就会减少。不再有好奇时发音的重读，也会控制住自己。天宝在家时一切安好。和几个亲近的朋友在社区时，也总能做得更好。她和另外两个小女孩是好朋友。她们相互欣赏，还一起玩耍，这是去年夏天的天宝无论如何也做不到的，去年夏天这两个小女孩一点也不喜欢她。她们的关系与普通、快乐的三个小女孩无二。在学校里，她的表现有所进步。而当她乏累，或假期结束后返校，不得不重新调整的时候，问题就会出现。庞大又喧嚣的人群困扰着她。在学习上，她浪费了大量的精力抱怨，滚来滚去，但最终还是专心致志地投入进去。她想与自己信任的人在一起。我确信，她的进步离不开爱和赞赏。她的行为举止反复无常，除非确保了周遭环境中的自身安全，知道了界

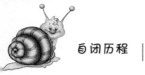

限，感觉到了被人接纳，感受到了积极的赞赏。

在所有对天宝的治疗中（我们假设你提出的精神损伤的前提是正确的），最重要的一点似乎是被爱。仿佛是为了弥补童年时期无法给予或接受的爱，现在只有当她感觉到爱的时候，治疗才会起作用。那些告诉她真心喜欢与她为伴的人，得到了最好的回应。她在学校的同学已经学会接受她的怪癖。她带来了丰富多彩的东西。我听一个小女孩说，"我喜欢天宝，因为她主意很多，还会制作东西。"结束了在学校成功的一天，天宝回到家，喋喋不休地谈论"我的朋友们"。她走进自己的房间，疯了似的整理——因为她很开心，也被人爱着——所以想变得乖巧，而且知道如果她把房间收拾好了，我会很高兴。她说："我爱你，妈咪，"这是因为她高兴。两者是一个意思。

山谷郡日间学校（vally County Day school）在帮助天宝适应紧张天性和发展天赋方面功不可没。她的老师迪女士觉得天宝需要熟悉的环境，那些照看她的人应该坚持同她的怪癖打交道，而不是为之震惊。天宝需要学习新情境的种种界限。她缺乏体育精神，在有组织的竞技比赛中表现很差。但她可以单独竞争。她有艺术天赋，为自己的艺术作品和缝纫技艺感到自豪。迪女士最能体会天宝需要有回应的感情，以及她与成年人之间必须一直存在一种纽带。

我们中的大多数人都会为了取悦身边的人而本能地改变自己的生活，并由此获得一种适宜感。天宝要么缺乏这种顺应的欲望，要么就是她的神经冲动太强而无法克服。也有可能两者兼备。

对我们来说，照顾天宝并不可怕或困难。我也不为自己而难过。这似乎引导出人性最好的一面，因而我们经常感到兴奋且有所鼓舞。每一个与天宝打过交道的人都慷慨无私，她也做出了回应。我被他们的爱与关怀深深打动。我想这也是我为什么对夏令营一事倍感失望的原因。他们是第一批没有给予天宝爱和关怀的人。这很大程度上是因为他们对于性的陈旧看法，我想他们受到了惊吓。

另外，天宝三年级的老师迪女士也告知过营地负责人诺斯罗普女士，天宝的小木屋里应该配备一名有经验的辅导员。南虽然年轻漂亮、讨人喜欢，但并没有令人觉得她经验丰富。于是，意识到错了的诺斯罗普女士为了省事，将错误怪罪于天宝。她的指控相当严重。她说，她和她的工作人员比我们年长有智慧，她称天宝性挑逗、性欲过度，而且异常沉迷于性。这些指控都是以一种低沉却激动的声音从电话那头传来的。诺斯罗普女士说，"我听见一个小男孩对另一个小男孩说：'她挑逗我'，不知道那意味着什么。"她意识到自己的话听起来很愚蠢，便补充道："我知道这是年轻人用的一个表达，但我不知道它具体指的是什么。"

斯坦医生，在我看来，主要问题是天宝的泌尿系统感染带来的疼痛和瘙痒，使她不停地抚摸自己的身体。夏令营的医生给天宝开了龙胆紫用于治疗后，护士说："你看，这孩子手淫了。"

（《红字》症候群①！）第二个问题是营地工作人员缺乏洞察力。就像是为了找到自己行为的界限，天宝总是考验别人。一位经验丰富的辅导员应该注意到这一点。但在这个营地，没有一个人阻止天宝对婴儿、性差异和禁忌词语的质疑，而是把所有事情都积攒起来，交头接耳。天宝确实说过，"诺斯罗普女士不想让我使用某些词语，所以我没有对她说。"

我不觉得天宝从营地里的任何一个人那里获得了快乐。他们巴不得她离开。直到天宝坐上车准备离开，那个护士才假惺惺地说："您就等着回家看天宝在医务室里做的好东西吧。她简直是个小艺术家。"我真想哼一声。这孩子在医务室被关得昏昏沉沉，甚至连一条直线都画不了。我并不是在为天宝辩护，而是要指出，也许是因为感染使她的强迫行为演变成性冲动——而不是一个即将步入青春期的变态（营地的解释）。他们给孩子使用了镇静剂，却不承认，这激怒了我。奇怪的是，诺斯罗普夫妇这些人给人的印象都是温暖、包容、有能力的。或许，若天宝的问题不是关于性，他们本可以巧妙地处理。他们是我们遇见的第一批不去尝试接触天宝的人。最悲哀的是，天宝一度喜爱这个营地，满怀深情地记住了关于它的种种。

通常，当生活中遭遇困难时，天宝往往对自己有一种出奇成

---

① 天宝的母亲在此引用了美国浪漫主义作家霍桑创作的长篇小说《红字》，书中的女主人公海丝特·白兰被当众惩罚，戴上标志"通奸"的红色 A 字示众。——译者注

熟的洞察力，第一次上游泳课的时候，她无法控制自己的身体，踢来踢去。她的游泳教练是一个心地善良的男孩，有耐心，也很有趣，但对她很严格，游泳课后，天宝问我，为什么控制自己对她来说这么困难。经过一番反省，她向前迈了一步。还有一回她说这种学习生活很难，于是又向前迈了一大步。她不愿学骑自行车，但在受冷落之后，她感到失望，便开始学习，而且学得很快。从营地回来后，她似乎长大了些。我知道她已经在心里将这件事反复琢磨了好久。她那些灵光乍现的洞察力可能是帮助她前进的线索。

我很高兴此次与您会面，这不是出于绝望的最后手段，而是为了进一步帮助天宝健康地成长。如果她是个情感上有缺陷的人，至少她毫不知情。她是个快乐的孩子。

请不要惊慌着对我们做出戏剧性的诊断。一个人不会因为一些所谓的精神创伤而不爱自己的孩子。孩子依然是同一个孩子，家庭是同一个家庭，很可能待遇也是同样的待遇。抚养孩子的一个最大优点在于，这种过程是持续的、日复一日的——而不是一个要在三天内解决的棘手问题。

除非您觉得天宝会在青春期无可救药地崩溃，否则我看不出情况已经改变了。如果您觉得开展精神病的治疗是必须的，我们自然会迫不及待地听从您的建议。我很感兴趣，也很想知道原因。克鲁斯医生（Dr. Cruthers）和梅耶斯医生（Dr. Meyes）都是我十分敬仰的人，他们在天宝三岁时向我推荐了常规疗法，而不是非常规疗法。我想听听您的意见。从得到的专业思想和建议

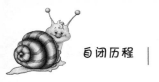

中，我们已经获益良多。我们欠圣卢克医院太多。我们会怀着感激和信心，回来做进一步咨询的。

真诚的，

葛兰汀夫人

经过进一步咨询，父母每周一次带我去看心理医生。斯坦博士是德国人，研究弗洛伊德理论。他可能会探究我内心深处的潜意识秘密，并找出是什么让我行为怪异。（1956年的心理学理论认为，自闭症是由精神创伤引起的。神经科学的现代知识表明这一观点毫无意义。自闭症是由中枢神经受损引起的，是生理问题。）

在我看来，斯坦博士就像史密斯兄弟牌止咳药水包上的其中一个人。他是个好人，和我聊天玩游戏。他把玛氏朱古力豆放在桌上的糖果盘里，让我尽情享受。挖掘出我神秘的精神创伤的根源是不可能的，但斯坦博士对我帮助很大，因为他建议妈妈应该如何与我合作。妈妈教我读书；当我在学校遇到麻烦时，她为我辩护；她的精准直觉比几个小时的昂贵治疗还有效。

我知道心理医生私下和妈妈谈过话，所以有些事情我并没有告诉他。

我对身边人的关系一点也不敏感。父母出现婚姻问题时，我的妹妹简说："你觉得爸爸妈妈会离婚吗？""当然不会。"我坚定地回答。因为他们没有在我面前朝着对方大喊大叫，所以我无法感觉到他们之间感情摩擦的蛛丝马迹。我和简相处得很好，她比我小一岁半。我的另外两个弟弟妹妹分别比我小六岁和八岁，所以我和简一起长大，而两个弟弟妹妹是同伴。

还有一件事我从未告诉心理医生。我想制造出一种装置来提供接触安慰，甚至我自己也觉得这样的想法会被记录在我的病历表上的"怪异"一栏当中。但是，如果我有一个安慰装置，超重的姑妈拥抱我时，我就不会被一股无法控制的刺激浪潮所淹没；如果我有一个安慰装置，也许那令我陷入诸多困境的愚蠢又啰嗦的性谈话就不会发生。安慰装置的优点在于我可以控制刺激的量。我也可以满足自己对接触安慰的渴望，而不需要大量神经系统无法忍受的输入来充斥我的感官。

一项研究表明，当孩子们得到父母更多的关爱和拥抱，他们就会停止过度手淫。我脑中的安慰装置并不会成为母爱的替代品，但它将帮助我不成熟的、受损的神经系统，去学习如何容忍那些像爸爸和姑妈一样爱我的人的感情。

斯坦医生问了我许多关于爱、谁爱我和我爱谁的问题。"你在学校的朋友如何？你们相处得好吗？"斯坦医生问。

"我觉得，他们总是取笑我。"我抓了一把朱古力豆。

"那你是怎么做的呢？"

"有时候，打他们。"我仰起头，把朱古力豆一颗颗扔进嘴里。

"天宝！集中注意力。我问的是关于你父亲的事。继续说吧。那他呢？你和他相处得怎么样？"斯坦医生的手在空中做了一个滚动的动作。

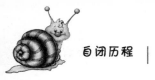

我绝不会告诉他爸爸脾气暴躁的事。我又抓了一把朱古力豆，抬头看了看斯坦医生。"没错，爸爸有时会生气——和你我一样——但我们玩得很开心。有时我在花园里帮忙。我们种球茎、除草、修剪格子架里的玫瑰。不过，我真正喜欢做的事是在船上帮他。我擦亮铜管配件。爸爸说我是全世界最好的磨光师。"这一切都是真的，爸爸在做体力劳动的时候（和我一样）处于最佳状态，这也是真的。

斯坦医生点点头，在我的病历上记录下来。接下来的两年里，我定期拜访斯坦医生，并继续享用他的玛氏朱古力豆糖果。

五年级结束时，母亲再次写信给斯坦医生：

亲爱的斯坦医生：

我觉得是时候再跟您核实一下了。虽然进展看起来不错，但有几点，我想和您谈谈。

第一，在家里，天宝一直表现很好。她有爱心、听话，变得更加整洁，十分乐于助人。我希望外面的世界能看到她更多好的一面。她以一种最健康外向的方式变得更加独立了。

第二，天宝的学习成绩很好，但这只有在被要求之下才能完成。她讨厌法语，坦率地说，她对法语老师来说是个恐怖的存在。她极不愿意做家庭作业，尽管她写作业时的思维过程并不缓慢。我之所以知道这一点，是因为在她老师的建议下，我每晚帮助她做作业。她这一年都取得了一定的进步，自从学校每周发回报告以来，她进步尤其明显。这是我特别要求的，有助于天宝专注学校作业。以下是目前天宝在学业上遇到的问题：天宝能从山谷郡日间学校转到正规学校吗？转校后，她能够保持自己的学业水平吗？她能在与人交际方面管理好自己吗？

她的老师约翰逊先生（Mr. Johnson）觉得，只要人们理解她的过往，同情她的遭遇，就没有理由不转校。危险在于，一旦意识到她的稳步前进，我们就对她的未来过于热切和乐观。当一个人同天宝太亲密，就很难得出一个深思熟虑且沉着冷静的结论。因此，我们需要您的帮助。

我有一种可怕的感觉，我对天宝来说太像船舵了，我觉得她必须建造出自己的船舵。今明两年我们要让她做好准备——要么独立应付新学校的生活，要么过上远离朋友的不同生活。如果她要保持平稳，这对于她和我们而言都是显而易见的。我曾试图向她表明，她要凭自己的履历继续就读另一所学校。我不在乎她在哪里上学，但这种选择取决于她的努力——您、家人、老师只能帮助、鼓励和提出建议——最终她还是要创造自己的生活。最终选择在于她自己。对于一个十岁的孩子来说，这句话很难理解：不管你的家人有多么爱你——真的爱你——他们也无法为你保驾护航。

我总觉得，我往往在哄骗每一个与天宝有关联的人，使他们抱着一种良好的心境去帮助她。但是时间不多了，我不能再这样做了。我该如何帮助她？我能给她施加多大的压力？只要她愿

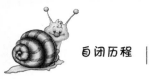

意，她便能停止不良行为，这令我惊讶。现在，她正在很努力地控制自己。她能从我或学校那里获得多少压力和管教？我这是在帮她，还是在为她建立可怕的情感障碍？

受到家人或喜爱的学校老师的管教，比受到陌生人的管教容易得多，这一直是我的前提。也许你可以评估一下这种情况。

有时候，天宝离开家是因为她说我让她的生活难以忍受，但她却指望着家庭的管教来指导她。我听说她不在家的时候也很负责任。有两家人特别喜欢她，随时欢迎她的到访。

有一点特别困扰我，那就是性话题。她的老师约翰逊先生说，她会谈论一些关于卫生间和内裤的话题。我告诉过天宝，这类谈话是幼稚的、令人尴尬的。然而令我惊讶的是，她不承认自己是这种性谈话的煽动者，还说是男孩子们"骗"她做这种事。怎样才能在不使她恼怒的情况下帮助她呢？我们很困惑，需要您的帮助。

但您知道，斯坦医生，如此善良、如此想要做得更好的渴望、如此成熟、再加上如此幼稚——所有这些都混合在一起了——如果我们能够帮助她了解自己，这些品质会使她成为一个优秀的人。我觉得这话可以用来形容任何一个孩子，但这一个，是我们的孩子。如果有可行的方法，就让我们采用——而不是阻止或欺骗自己。天宝今年如此努力，她应该得到我们能够给她的最好的帮助。期待收到您的来信。

真诚的，
葛兰汀夫人

第四章　忘却的初中生活

奥德尔·谢巴德（Odell Shepard）说："毫不夸张地说，一个人的记忆正是他要忘却的。"我的初中时期就印证了这句话。也许因为那是我一生中最不快乐的一段时光，我只记得一些片段。打开一道通向回忆的门缝时，我便被那些不好的记忆轰炸。一种与世隔绝的感觉笼罩着我。我的嘴唇变得干燥，想要逃进自己的内心世界，在那里，我不会被回忆里挤满了学生的喧闹走廊淹没，也不会感受到同学的冷漠拒绝和老师的消极对待。身为典型的患有自闭症的年轻人，我无法从容地接受改变。

从山谷郡日间学校毕业以后，我在康涅狄格州诺威奇的樱桃山女子学校读七年级。这是一所由上层中产阶级家庭的女孩们组成的大型私立走读学校，与我之前就读的那所小学不同。在那所小学，班上只有 13 名学生，一名教师要教授所有科目。而且，那所学校与我的父母联系密切。

就读樱桃山女子学校是一次令我不解且痛苦的经历，因为这里的每个班级都有三十到四十名学生，每一科目都由不同的老师

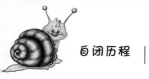

教授。我被拥挤、嘈杂的人群淹没，不知所措，学不好数学和法语这类科目，因为它们是无法通过视觉来学习的。它们是抽象和概念——不能用物体或轮廓精确地表示出来。在数学课上我唯一记住的就是亲自演示"pi"（π）的含义——一个用来求圆面积的公式。我记得老师拿了一个圆形纸板，把一根绳子绕在圆的一周，并向同学们展示，绳子的长度相当于圆形纸板的三个直径加上多出的一部分，得出3.14。这对我来说生动形象。我看见了，也明白了。生物学是另一门我学得不错的科目，它也是通过视觉学习而不是条理。和小学时一样，我在珠宝制作等创意课上表现优异。我们用真银制作，我还成功设计了独特的珠宝。但是，又一次，像小学时那样，当我不理解这门课时，我便觉得无聊，当我觉得无聊，我就调皮捣蛋。现在回想起来，我意识到这顽皮一部分是由无聊所致，但也有一部分是因为内心好奇会发生什么的激动——同学的反应——以及我是否会被发现。一个很贴切的例子是体育课，上课时我会等其他女孩进入体育馆后，把她们的校服藏起来。下课后，看着她们四处寻找自己的衣服，我在心里开怀大笑。通常，她们不得不穿着运动服上下一堂课。我也总是把自己的衣服藏起来，这样就不会被怀疑。

另一个我忍不住玩的把戏，是把百叶窗的拉绳绑在同学的课桌上。这样一来，当他们打开课桌时，百叶窗就掉下来，在课堂上引起很大的骚动。诸如此类的玩笑取悦了我，也缓解了上课时的无聊。

当然，学校联系了妈妈，告知她我的低分数和恶作剧行为。妈妈给我的心理医生——斯坦博士打了电话，诉说自己的担忧。斯坦博士是樱桃山女子学校校长的朋友。他在信中写道：

亲爱的吉姆：

昨晚，葛兰汀太太打电话给我，担心你们学校的教员可能对她的女儿天宝有一些误解。

1956年7月起，我便结识了葛兰汀一家，但我与天宝在治疗上的接触主要是在1958年12月至1959年6月之间。那些不寻常的儿童都经历了极不安定的幼年时期，当时还不幸地被错误诊断为脑损伤，天宝便是其中之一。1956年和1959年对天宝进行的两次非常缜密的心理测试，加上我对她的长期观察，得出的结果都与脑损伤这一诊断完全相反。如你所知，心理测试往往会筛选出机体功能失调。1956年，她测得的总智商为120，1959年为137。但她的实际能力不足以达到这个非常高的智商水平。

请允许我借心理学家的总结来表达自己的观点："总的来说，天宝是一名智力极高的儿童，她的问题在于她目前无法释放自己的情感，从而创造性地利用这种智慧。从不太乐观的层面来说，我们看到她有点儿过于直率，在压力很大时现实检验水平很低，以及一种不应该出现在一个11岁孩子身上的冲动性。从积极的层面来说，我们并没有发现真正奇怪的特性；人们看到的是智力的控制、正常运转的心智，以及随机应变的能力，虽然她的这些

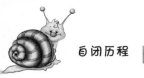

控制需要消耗大量的能量。天宝现在并不是精神病患者，甚至一点也不沾边。可以称她为神经质的孩子——天宝有一个良好的人格组织，她可以维系这个人格组织，除非受到巨大的压力。她在很大程度上仍处于发展人格健康部分的过程，人们看到的波动似乎只是这个成长过程的一部分。自从上次见她以来，她已经有了惊人的成长。

我认为天宝是一个有着无穷潜力和异乎寻常的想象力的孩子，尽管一些古怪之处可能令她显得有些与众不同。当然，天宝要进入青春期了，她已经离开了一所学校，这所学校了解她情况最糟糕的时候、它全力支持她，并对她的进步倍感欣慰。

如有需要阐明澄清或以任何方式给予您和您的教职工帮助的地方，请务必告知我。很遗憾，你我在过去两年间很少见面。

斯坦博士的话是对的。我正在进步。大多数情况下，我试图融入集体——而不是制造混乱——且事出有因。我被选入了集会委员会，这是一项很大的荣誉。每周一次，当学生们排队参加集会时，我就是"警察"。如果有人交谈或站成一排，我就给她记过。因为渴望成为集会委员会的一员并且享受这种认可，我检视了自己的行为，不再偷藏运动服，也不再搞其他恶作剧。

还有一些事见证了我的进步。我喜欢看电视剧《阴阳魔界》，喜欢看科幻小说，还对设计飞机模型兴趣满满。我尝试了各种奇怪的新设计，好奇它们能否起飞。飞行物体对我而言并不是新的固恋。孩童时，我设计了一个纸风筝，让它在我的三轮车后面飞。我发现，把风筝的翅膀弄平坦，在翅膀末端弯曲一个小襟翼，它的性能会有所提升，但稳定性稍差，且飞行角度十分陡峭。几年后，我在《华尔街日报》上看到一则广告，广告上刊登了一款新型的商务飞机，机翼末端有小翼——正如几年前我在纸风筝上放的那样。对工程的兴趣当然要归功于我的工程师祖父。他和一位同事获得了自动驾驶仪中一个最重要的零部件的专利。该零件被称为流量阀，用于感知飞机机翼通过地球磁场的运动。这项重大发明至今仍应用于所有商用喷气式飞机上。祖父对我很有耐心，总是空出时间回答我的问题。"为什么天空是蓝色的？"或者"是什么让潮水涨落？"我提出问题，他便用我能理解的话给我一个科学的答案。

　　然而，尽管具有创造性的天资，我仍缺乏与人相处的能力。通常，他们不喜欢我古怪的行为、说话重读的方式、奇特的想法、笑话和把戏。我的成绩总体来说也很糟糕。

　　但并不是因为这些笑话和把戏，不是因为我糟糕的成绩，也不是因为我的与众不同，让我在两年半后被樱桃山女子学校开除。而是因为脾气暴躁。孩子们取笑我，我便打回去。我受到警告，这种行为是不可接受的。可是，当与我同年级的一个女孩玛丽·卢里（Mary Lurie）在去音乐课的走廊上从我身边经过时，她转过身来看着我，鼻孔朝天，冷笑着翘起嘴唇，吐了口唾沫："智障！你不过是个智障！"

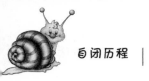

愤怒，火辣而迅速地从心底涌起。当时我正拿着历史书，毫不犹豫地把胳膊往后一甩，接着向前走。我的历史书便像导弹一样在空中飞驰，击中了玛丽的眼睛。她惊声尖叫，我却走开了，连历史书都不曾捡起。

那天晚上在家里，电话铃响了，我接了电话。是哈洛先生（Mr. Harlow），樱桃山女子学校的校长。他甚至都没提出要和我父母谈话，只是说："别再来上学了。你就是屡教不改。卢里太太很难过。你差点把玛丽弄瞎，都怪你那恶劣又难以管束的坏脾气。"

我挂断了电话。愤怒和沮丧涌上心头，我浑身发抖，感到恶心。哈洛先生甚至都没聆听我的意见。他只是觉得，因为我"与众不同"，我就一定是罪魁祸首。

"谁打来的电话，天宝？"母亲喊道，"是打给我的吗？"

"不是"。我深吸一口气，走进客厅，妈妈在给弟弟妹妹读书，爸爸在看晚报。

"是谁打来的？"爸爸拨弄着报纸。

"哈洛先生，学校校长，"接着，我向爸爸妈妈转述了他的话。

"开除！喔，天宝！"妈妈放下书，跑向我。"发生了什么？"

我向她解释，她仔细地听着。和往常一样，她为我挺身而出。弟弟妹妹们上床睡觉、爸爸出去散步以后，我们制订了计划。

接下来的几周，我们对所在地区的几所学校进行了考察。最终，我去了那所妈妈去年频繁接触过的学校。妈妈一直在为电视纪录片写剧本，其中一部是关于发展迟滞儿童的。她的剧本赢得了俄亥俄州最佳纪录片奖。另一部是为PBS（美国公共广播公司）写的，聚焦于情绪障碍儿童。她的大部分研究都集中在佛蒙特州山郡学校。我们参观了这所学校，认为它是我的最佳去处。这又是一所小规模的学校，与小学时就读的山谷郡日间学校无异。在我办理入学登记的时候，山郡学校只有32名学生，因此受到了个别关注。我被唤作天宝，一个个体——而不是樱桃山女子学校里某个与其他学生不一样的女孩。在这所规模较小的学校里，拥有个别关注使我能够更容易地处理自己的各种问题。

然而，我的心灵阁楼总是梦想着一台神奇的机器。它能抚慰我，使我不那么与众不同。

第五章　寄宿学校

　　1960 年 1 月，妈妈开车送我去新学校。望着车窗外高速公路上厚厚的积雪，一时间，我恐惧不安地感到，自己像雪一样冰冷。而下一刻，我又向母亲发问。"我会拥有自己的房间吗？你说那里有农场动物。那有马吗？我能骑吗？还有多远？如果我不喜欢呢？那里会有刻薄的男生吗？"

　　妈妈笑了，说道："天宝，一次问一个问题。山郡学校是为了像你这样有天赋的孩子开办的，目的是帮助他们发挥自己最大的潜力。让他们从情感上和精神上都做好进入顶尖学校的准备。在过去的十一年里，他们取得了很大的成功。"

　　"成功。成功。我会成功的，"我重复道。

　　"而且，天宝，你会遇到新朋友。"

　　"还有马。"

　　"是的，还有马和其他农场动物。这所学校开设了手工艺课，还会有野营和独木舟的旅行。音乐、4-H 项目 ①、戏剧、芭蕾、

---

① 4-H 青少年发展项目：专门面向农村青少年的课外技能培训和教育项目。4-H 是青少年的四种基本能力素质的简称，即 head（头脑）、heart（心智）、health（健康）、hand（实践）。——译者注

保龄球、钓鱼、游泳、滑雪、滑冰。天宝，我想你会很喜欢这所学校的。这里似乎什么都有。"

头靠在冰冷的车窗上，我的脑海里几乎满是自己钓鱼、野营或骑马的场景。然而，一个念头从心底钻了出来。"数学课和法语课怎么样？学校有这些课吗？"我问道。我不知道如何在繁忙的手工艺课和其他活动中安插数学课或法语课。

"是的，天宝。"山郡学校也有法语、数学和其他文化课。这不仅一个学习的地方，也是一个娱乐和结交朋友的地方。

妈妈绕着陡峭的山路行驶，前方，在松树和枫树林间坐落着的，是几座大型建筑、一座谷仓，还有传统的新英格兰式石墙。

"我看见马了！"我叫喊着，在座位上跳个不停。

妈妈在路标前转过身来，"山郡学校，学生人数——32，海拔——1000 英尺。"她刚停在最大的那座建筑物前面，就有一个人匆匆走下台阶，穿过停车场来到我们的汽车旁。"欢迎您的到来，葛兰汀太太。欢迎您。我是山郡学校的校长，查尔斯·彼得斯（Charles Peters）。"他朝我微微一笑。"你是天宝吗？"他帮妈妈打开车门。

我点点头。

"跟我来。我带你参观参观，讲讲我们学校为你制订的一些计划。我想你会喜欢这里的，天宝。我们有 1900 英亩的草地、湖泊、溪流和山脉。有足够的空间供你成长。"

之后的一个小时，他带着我和妈妈在学校转了一圈，不仅向

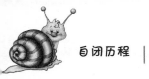

我们展示了教室、剧院和图书馆，还展示了奶牛场、马厩和羊圈。"对农场动物有兴趣的学生可以在牛奶厂或马厩工作，帮忙照顾动物们。"彼得斯先生说："现在去办公室吧，我向你们讲解一下学校的生活安排、学术展望以及为每一位学生制订的目标。"

彼得斯先生靠在他的办公椅上，说道："在山郡学校，我们相信一切尽在掌控，因为学校提供了自律和自力更生的体系——成人生活里必不可少的要素。我们鼓励学生参与社会生活。这种参与教会他们个人与集体责任感，这是一种处理挫折的学习经验。最重要的是，它表明了一个人必须接受自己的行为举止所导致的后果。我们的职责是向学生们展示有条不紊又别出心裁的生活问题解决之道。"

他指出，对于学校和学生个人来说，要注意四个基本方面：对个人问题及其纠正之道的理解；掌握学习技能；培养日常交往所必需的社交技能；日常生活中的校内外竞争。学校的基本理念是让学生有机会在特定领域实现其所能达到的目标，同时也为患有情感障碍的学生设立了学术津贴和个人津贴。直接治疗方案则是为需要更多治疗环境的学生提供的，包括由专业人员提供的个别咨询，以帮助学生解决控制、界限设定和动机等问题。

"天宝，在录取你之前，我们想知道你对这所学校的看法。你愿意成为我们的一分子吗？"

他的问题使我大吃一惊，而我的回答是一个重读的"耶耶耶斯（Yesss）"（是的，我愿意）。

"你将住在其中一个家庭单元，拥有责任和义务——还有乐趣。"他站起来，向我伸出手。我假装没看见。"很高兴你能加入我们，天宝。"

妈妈和我一起走到我的"新"家庭单元，遇见了舍长妈妈，她带我们去了我的房间。

"天宝，我知道你会喜欢这所学校的，并且会做得很好。"妈妈站在门口，准备离开。"我想我该走了。"

我没有理她。把内裤和袜子放在梳妆台最上面的抽屉里。

"亲爱的，你不在，家里会显得异常安静。"

我研究着及膝袜上粗糙的褶皱，手指一遍遍穿过其中。凹凸不平带来的指尖触感令我感觉良好。

"我会想你的，天宝。"她快步走到我身旁，亲了亲我的脸颊。我渴望被她拥在怀里，可她哪里知道呢？我像一根被自闭症的接近／回避综合征困住的杆子，僵直地杵在那里。我从她的亲吻中退缩，无法忍受触觉的刺激——甚至连满怀爱意的触觉刺激都无法忍受。

我坐在床边，环顾四周。这个房间有我所需要的一切——梳妆台、书桌、椅子、台灯，还有床。我从钱包里拿出山郡学校的宣传册，又读了一遍。山郡学校以爱和理解为承诺，结合教学、宗教、娱乐、工艺、临床和精神治疗，为我这样一个时常发脾气且无法控制的自闭症儿童提供了一个从学术和情感方面学习的机会。

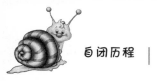

我也确实学到了——迅速地。

那天晚上，我与其他寄宿生一道排队等候晚饭。虽然周围有很多人在说笑，却没有人对我说什么。突然，一个比我稍大一点的女孩插队站到了我前面。

"嘿，不要插队，"我说着，走到她面前。听到她急促的呼吸。

"走开，呆子。"她说着，推了我一下。

我一时冲动，转过身来，打了她一巴掌。她大叫起来，周围的谈笑声戛然而止。房间里的死寂令我不寒而栗。一个较年长的女人从一群孩子中走了出来，走向我。我想逃走，躲起来，尖叫。她朝我走来，看上去很和蔼。她站在我身旁，说："你是天宝·葛兰汀，对吗？"

我点点头。

"我们需要谈谈"。她抓住我的胳膊，打算将我带走。通常，我会犹豫不决，然后走开。但是，她那丝质衬衫的袖子在我的手臂上有种感觉——她那光滑柔软的织物下包裹着的手臂所带来的压力穿过了我的手臂，那压力稳定且不具威胁性。"菲比（Phoebe），"她对那个在我前面插队的女孩说，"请在你旁边给我和天宝留个座儿。"

她带我穿过房间，来到角落里的一个休息区。"我是唐尼小姐（Miss Downey）。告诉我发生了什么事，天宝。"

有那么一会儿，我被吓呆了。我不习惯别人就一场争吵或打斗来询问我的意见。我向唐尼小姐讲述了菲比在我面前插队的事，没有看她一眼。

"这正是我所看到的，天宝。没有人喜欢被插队。但是，"唐尼小姐伸出手抬起我的下巴，使我不得不看着她，"打人不是解决纷争的办法。"她谈到与人相处，还谈到学会控制自己的脾气。"山郡学校不会容忍任何形式的身体虐待。你明白我的意思吗？"

"我不应该打任何人"。我咕哝着，又往下看。

"这就对了。我们和其他人一起吃晚饭吧。我稍后会和菲比谈谈插队的事情。"

从那时起，菲比以及就我所知的其他人都没有插我的队，但我仍然用发脾气和给折磨我的人猛烈一击的方式对所有问题做出反应。在山郡学校的前六个月里，我用拳头解决了所有纷争。唐尼小姐很有耐心，试图跟我讲道理，但当我因为被铁丝绊倒受嘲笑而打了同学时，她剥夺了我最喜欢的一项权利——骑马——整整一周。除了上课和就餐外，我都被禁足在宿舍。言语或威胁都没能遏制我的好战精神，但七天不能骑马却使我迅速走上了正轨。我依然在无聊的教室里调皮捣蛋，可我不再用拳头来解决纷争。

尽管在肢体搏斗方面有所改善，我的固恋却在恶化。几年来我的痴迷已经减少了，比如选举海报、问题不断和喋喋不休。但随着环境的变化，我产生了神经发作的反应。像大多数自闭症儿童一样，我需要保持所处环境的一致性，从家到寄宿学校的变化

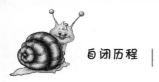

使我惴惴不安。同他们一样，我希望一切事物保持不变。我甚至每天都穿着同样的夹克、同样款式的衣服。当社长妈妈要我搬到一个更大更好的房间时，我惊慌失措，断然拒绝。但无法保持不变的，是我身体的成熟。青春期所经历的荷尔蒙变化令我的神经发作反应雪上加霜。月经开始后，我的恐慌发作愈演愈烈。在这种变化的驱使下，我感到自己好似身处龙卷风的风车。幻想在脑海中肆虐；我的冲动行为日趋明显；我和其他同学更加难以相处。学习上的毫无兴趣使我的所有学科都在班上排名倒数，除了生物学。

这些伴随着心悸、口干、手心出汗和腿部抽搐的神经发作，类似"怯场"的症状，但实际上这更像是过度敏感，而非焦虑。也许这正好解释了为什么利眠宁（Librium，一种安定药）和安定（Valium，一种镇静药）对我颤抖的身体没有用处。随着时间流逝，恐慌会加剧，下午2点到4点之间是最难熬的。到了晚上9点或10点，这种焦虑便消退了。

回想起生命中的这段时光，我意识到，我所经历的焦虑是周期性的。月经期间，这种焦虑会减轻些。但到了晚秋，白昼变短的时候，我的焦虑发作便愈演愈烈。研究表明，昼长会影响抑郁。用特殊的全光谱灯人工延长昼长可以减轻一些人的抑郁。此外，若我生病并伴有高烧，焦虑便会减轻。（有自闭症儿童的父母们报告称，发烧期间，孩子们的行为举止有所改善。）

对大多数人来说无关紧要的各种刺激，却使我作出全面爆发的压力反应。电话铃响起或是查收邮件的时候，我都会产生一种"怯场"的神经发作。如果我没有收到任何邮件——或者说我收到了——那又会是什么坏事呢？电话铃声引发了同样的反应——恐慌。晚上去打保龄球也令我紧张，我还惧怕学校郊游。我害怕自己身处公众场所时会被恐慌侵袭，继而无法承受。

神经发作的一个有趣事实是，孩童时期会出现对某些刺激的敏感反应，但直到青春期之后这些反应才会完全发作。就我而言，从 7 岁到 16 岁，我反复感染蛲虫病。肠道蛲虫带来的瘙痒令小时候的我备受困扰，每次都到肠道蛲虫比较严重了，父母才带我去治疗。青春期以前，瘙痒只是一种刺激，但青春期之后，瘙痒引发了应激反应，这种反应伴随着心跳加速、出汗和焦虑等生理症状。一个普通的瘙痒，对大多数人来说微不足道，对我而言却如同被强盗追赶。最近的研究表明，雌激素可以改变神经系统的敏感性。这也许是我对蛲虫引起的瘙痒产生应激反应的原因。

此外，根据近来的研究，相较于没有被人触摸过的大鼠，幼年时被人触摸过的大鼠被注射安非他命（一种刺激中枢神经系统的药物）会产生更少的刻板行为。若孩童时受到更多的触觉和深压刺激，也许我过度敏感的反应在青春期就会减少。

其他研究表明，去甲肾上腺素分泌的调节可能存在缺陷。去甲肾上腺素是一种肾上腺素样物质，能刺激神经冲动，增强大脑兴奋。去甲肾上腺素系统可能在活动过多或活动太少之间交替。

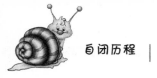

根据 G.L. 杨（G.L. Young）和其同事在《自闭症与发育障碍》杂志上发表的一篇文章，"过度唤醒的一系列形式可能明显地表现为对轻微刺激的过度反应、对刺激的辨别和评估缺陷、焦虑不安、行为混乱、避免刺激等，尤其是面对新事物时封闭自己。"

自闭症儿童的去甲肾上腺素水平较高，这是一种参与传递神经冲动的物质。

无论出于什么原因，身为自闭症患者，为了减少我过度敏感的神经系统的兴奋，我的反应都是一套固定的行为模式。青春期时，我渴望摆脱"怯场"神经。时而做出飘忽不定、冲动任性的举动，时而躲进可以避免刺激的内心世界。甚至不愿参加班级旅行，因为那令我焦虑不安。有时，剧烈活动可以暂时缓解我的神经发作，比如骑马或辛苦的体力劳动。但多数时候，我的生活都像是处在这些神经发作的中央地带。我无力克服，也无法逃避。我陷入了一个充斥着各种生理症状的迷宫，它们烦扰、破坏，击败了我此前的一切努力。

第六章 门

十六岁时，我迫切希望能够摆脱神经发作。但生理症状却似乎随着时间的推移而加重。我读过的各种研究都将此类神经发作描述为"恐慌性焦虑"，这种焦虑来自我对触觉和听觉输入神经系统时的过度敏感。而强烈的视觉输入却并没有影响到我。来自耶鲁大学的丹尼斯·查尼（Dennis Charney）及其同事认为，大脑系统中存在一种错乱，它通常会抑制兴奋性神经冲动。如今，我理解了这种过度敏感和它激发儿童触觉防御的方式。但在青少年时期，这种神经发作令我感到自己仿佛正紧紧抓着一根悬在深渊上的绳子，绳子上沾满了油。

我偶然发现了一种可以暂缓神经发作的方法。夏天，我们学校参观了一个游乐园。园里有一个游乐设施叫离心旋转机，是一个巨大的桶，人们背靠墙站在里面，桶快速地旋转。即便桶底掉下来，离心力也会将人们推到桶边。

看到同学们乘坐，我惊恐不已。一会儿，卢（Lou）从桶里出来了。"来吧，天宝。这个桶很奇怪，但很有趣。"他一目了然。

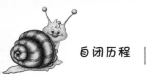

"你是不是害怕了？我谅你也不敢玩。"

我被吓到了，但还是勇敢地买了一张票，颤抖着走了几步，走进桶里。靠在桶边，我提心吊胆。马达启动的声音在脊背上掠过一股寒意。不一会儿，离心旋转机加快了速度，那马达听起来像巨人的哼唱。天空的蓝色，云的白色和太阳的黄色融在一起，好似一个旋转的陀螺。棉花糖、咔咔妙玉米花和墨西哥玉米卷的香味也各自盘旋，直到它们混在一起，变成嘉年华之味。我被粘在桶边，等待桶底掉落。嘴里满是恐惧的苦味，我努力紧贴桶边。伴随着铰链的咯吱声，桶底打开了，但那一刻，我的感官被刺激淹没，并没有感到焦虑或恐惧，只觉得舒适而放松。

坐完离心旋转机，我久违地感到怡然自得。我便一次又一次地坐在桶里，先是品味感官的过度刺激，然后体会恐慌焦虑的神经系统的默默投降。近期关于多动儿童的研究表明，为刺激其前庭系统，一周两次旋转坐在办公椅上的儿童，可以减少他们的多动行为。

乘坐离心旋转机成了我的固恋，但在去游乐园之后的几周，我出现了一些无法控制的神经发作。我的心猛烈跳动，仿佛能透过毛衣看到它的搏动。我感到自己像在蒸桑拿。我的双手在颤抖，由于哽咽，我难以吞咽。我的自闭症逻辑告诉我，答案只有一个。于是，我只得在校园里乘坐离心旋转机。受此固恋的控制，我骚扰校方，让他们也安装一个。回溯儿时幻想中的人物——阿尔弗雷德·科斯特洛，我曾写过很多所谓他写给我的狂热信件。下面就是一封阿尔弗雷德的来信：

　　尊重他的信。这是你寻求帮助的唯一希望。我们学校需要你的影子代表，天宝·葛兰汀。

　　我是影子。这是你最后一次接到我的建议。关于建造离心旋转机的信号是事出有因。留心我的警告，否则为时已晚。除非学校建造一个离心旋转机，否则注定要永远失败。无人知晓的神秘力量支配着我的行动。我需要你的帮助。建造一个离心旋转机。这是唯一能使学校免于消逝的东西。此时此刻，学校正处于危险的悬崖边缘。

　　然而，若学校坠入永恒深渊，除非你打算离开学校，否则你、学校的学生们，都将一无所知。你无法超越属性的限制。你会撞到一个气障。你的余生都将身陷囹圄。我向你发出信号，是为你好。趁一切还来得及，建造一个离心旋转机吧。我确实不知道，为什么建造一个离心旋转机会使那股将你、学校和教职工们推向毁灭的力量消散。跟你的校长彼得斯先生谈谈。他会觉得这是个疯狂的想法，但有一天，当他的汽车撞上力场时，他会意识到真相。求你了，拜托，这是最后一次，趁一切还来得及。尊重影子代表。这是为了你好。我了解、我明白、我知道，我就要死了。请快点行动，不然就太晚了。

　　影子，阿尔弗雷德·科斯特洛

　　快点，趁一切还来得及！

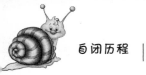

几天后，我写了第二封信。

你好，影子代表：

你是否听从了我的建议，保护学校免于消逝？留心我的建议。趁一切还来得及，建造一个离心旋转机。学校逐渐消失的时候，你不会知道发生了什么，除非你打算驶离学校的限制范围。但那里有一个气障，你不可能穿越它。你将永远在山乡学校生活。永远不要再和外面的世界来往了。若没有听从穿越时光屏障的前辈的建议，你就会成为愚蠢的受害者。我知道。留心我的警告。

建造一个离心旋转机。你可能觉得我疯了，但影子明白。这封信之后，我会再寄一封给影子代表，天宝·葛兰汀。这将是最后一次警告。

请在为时已晚之前……

影子，阿尔弗雷德·科斯特洛

> 影子的地址：
>
> 月球 2 号
>
> 银河系 2 号

现在，即使处于疯狂的状态，我也知道，影子阿尔弗雷德·科斯特洛，是我想象中的一个人物，是儿时讲故事时的一次回忆，可我感到自己受惊慌失措的焦虑驱使采取了行动。成年后，当我再次阅读，我很难相信自己写了这些信。但我的确这样做了。而且，和小时候一样，仅在大脑中思考一个故事对我而言是远远不够的。为了使故事真实，有必要将它大声讲出来。我对离心旋转机的固恋也是如此。单单渴望在校园里乘坐离心旋转机是不够的。我必须将这种可能付诸实践。为了推广嘉年华离心旋转机，我甚至把宣传标语贴在宿舍墙壁上，搞得一团糟。

固恋是我的中间名。回顾生命中的这段时光，我意识到，自己的行为类似于大鼠对安非他命（一种刺激中枢神经系统的药物）产生的行为持续症。研究表明，相较于没有被人触摸的大鼠，幼年时被人触摸过的大鼠注射安非他命后会产生更少的刻板行为。此外，该研究还显示，相较于被触摸后送回没有母鼠的巢穴的大鼠，被送回有母鼠的巢穴的大鼠在成年后会产生更少的刻板行为。然而，我的行为并没有受到安非他命注射的影响，神经发作反应却似乎愈发严重和频繁。现实世界变得可怕——失控。日子越来越不可预测。我企求解脱，却困于肉体之苦。我的言语、行为到人际关系，无一不表露出我的压力。

后来，某一个星期天，我坐在礼拜堂的折叠椅上，被学校的出勤考核规定束缚着，无聊……无聊……还是无聊。牧师开始布道的时候，我逃进了那个没有任何刺激的内心世界。一个轻柔平和的世界。突然，一记响亮的敲门声侵入了我的内心世界。我一惊，抬起头，看到牧师站在读经台上高声讲话。"敲门，"他说，

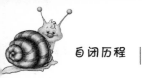
"他会应答的。"

谁，我想知道他是谁。于是坐直了身体。

"我就是门。凡从我进来的，必然得救……（约翰福音第 10 章：7.9）。"牧师从读经台后走出来，站在听众面前。他说："你们每一个人面前，都有一扇通往天堂的门。打开那扇门，便会得救。"他转过身，走回读经台。"赞美诗 306，'庇佑之屋'。"

我几乎听不见诗号。如许多自闭症儿童，一切对我而言都是具体的。我的心思全神贯注于一件事。门。一扇通往天堂的门。一扇我可以由此获得拯救的门！人们唱起赞美诗，"愿您庇佑这扇门，如此便可见证 / 其永远为喜悦和与爱而敞开，"听到这里，我便知晓，我一定要找到那扇门。

之后的几天，我将每一扇门视作通向爱与欢乐的那一扇。壁橱门、浴室门、前门、马厩门——都经过我的审视，而后被排除。一天，吃过晚饭走回住处的路上，我注意到宿舍的另一栋大楼正在施工。工人们已经下班了，我绕着那个新楼走来走去。有把梯子靠在大楼旁边，我便丢下书，爬着梯子到了四楼。爬上了一个从大楼里延伸出来的小阳台。那里有门！一扇敞开的、通向屋顶的小木门。我走进一个小观察室。里面有三面大落地窗，可以一览群山。我站在其中一面窗户前，看着月亮从山后缓缓升起，迎接群星。一种如释重负之感涌上了心头。几个月来，我第一次感到现下安稳，并对未来满怀希望。一种爱与喜悦之情笼罩着我。我找到它了！那扇通往天堂之门。曾经脑海里随意闪现的想法，现在看来如此重要。我找到了！一个视觉符号。我所要做的，就是通过那扇门。当然了，那时的我并没有意识到，我是一个视觉思考者，需要抽象概念的具体符号。

当我——一个焕然一新、寻寻觅觅的人小心翼翼地从梯子上爬下来时，天已经快黑了。我知道，我已经找到了通往自己命运的大门。那天晚上，我在日记里写道："那鸦巢犹如一个圣地。置身其中，我饱览自然之美。望向窗外，我感触良多。我必须克服自身的恐惧，不能任它阻碍我的人生路。"

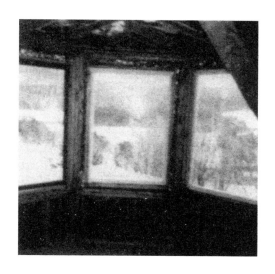

接下来的日子里，我常去观察室或鸦巢——这是木匠们的说法。一走进那个小房间，我便平静下来，感到思想和自我探索的精神富足。

身处鸦巢这一私密空间，我回想起自己的童年——混沌困

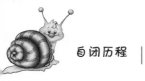

惑、为与人沟通而付出的努力、矛盾冲突。如今，作为一名青少年，理应建立起人际沟通，但误解的鸿沟依旧很深。难道因为我是自闭症患者而我的父母不是？我的父母不理解我的逻辑，而我，作为一个视觉思考者，也同样不理解他们的逻辑。又或者，这种鸿沟是否是一种普遍现象，影响了身处不同人生阶段的父母及其子女——比如青少年时期？爱的桥梁能否跨越这一障碍？

我一次又一次被吸引至鸦巢。置身其中，觉得自己好像要找出某些关于自身的东西。而我确实做到了。我意识到，我是个异想天开的怪人——就像那个离心旋转机。我也第一次明白，母亲这些年来一直想告诉我的是什么。每一个人都需要找到属于**她**的那扇门并打开它。没有人能代替她完成这件事。而那扇通往屋顶的小木门和外面的世界则象征着我的未来。我只需要迈过去。

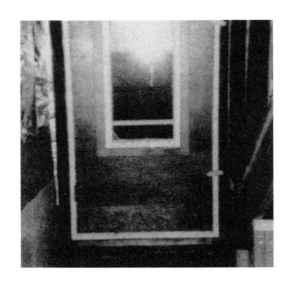

　　发现鸦巢后的第二年，我站在小小的观察室里，凝视窗外。夜空闪闪发光——引诱我再靠近些。我知道，我不应该打开小木门走上屋顶，但这夜色和未知的美引诱着我。我打开门闩，开了一道门缝。风吹进来，像一支歌儿，邀我加入其中。我仍伫立在那，等待着，观赏着，诧异着……一会儿，我推开门，走进凉爽的空气，走上屋顶，将身后的门关上。我已经步入了新的生活，我的意识再也不会从那扇旧门退回去了。

　　我从未退回那扇旧门。尽管被抓到偷偷潜入鸦巢，随后又被送到学校的精神科医生那里做咨询，但我的灵魂和心灵都已觉醒。没有哪一个精神科医生能夺走我新发现的宝藏。

　　他使出了自己的惯用方法，让他的病人专注于他，如此便可以控制他们（继续收取费用），但我拒绝了。他说："天宝，你知道你不应该去鸦巢。这违反了规定。而且这种行为很危险。不是吗？"

　　"对我来说不是。"

　　"哦，得了吧，天宝。鸦巢上面有什么？"

　　"我。我的生活。上帝。"

　　精神科医生笑了。"你就像水手家里快要沦为寡妇的妻子，期盼着一艘永远不会到港的船。永远也不会到来。答应我你不会再上去了。"

　　我没有回应，也没有听从他的话，而是继续时不时地参观鸦巢。现在，这不仅是关于"我。我的生活。上帝。"的问题，而

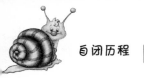

是偷偷溜出去、爬梯子与蔑视规则带来的额外的刺激。

我并没有因为长大而不再蔑视规则。在鸦巢里，我想到权威与规则。穿过小木门走上屋顶的那一刻，我便超出了学校的管辖范围。起初，我以为一旦穿过那扇门，我就超越了人类权威——规则、条例——也超越了我、人生、上帝和选择的自由。随后，我意识到，门外也是权威，不过那是人内心的权威。

虽然一个人的时候更加镇静，但我仍为学校班级而奋战。我的成绩很糟糕，更糟糕的是，我不在乎。学校很无聊……无聊……无聊。直到我的心理学老师布鲁克斯先生（Mr. Brooks）走进我的生活。他谈到了动物行为。我一直喜欢动物，便迷上了布鲁克斯先生讲述的那些有关动物的故事。某一堂课上，他放映了一部关于视觉错觉的电影，例如艾姆斯梯形窗和埃姆斯的视物变形小屋。他解释称，扭曲的房间是以欺骗人眼的方式建造的。当身高相同的两个人站在这房间的两边，一个人的身高看起来会是另一个人的两倍。布鲁克斯先生问我："你能建造一个这样的房间吗？我不会告诉你方法。我只想看看你能否自己搞清楚。"

变形小屋之谜便成了我新的固恋。随后的六个月里，我试图用纸板建造一个这样的房间。至少，我的固恋被引导到一些有建设性的东西上，还引起了我对科学的兴趣。因为痴迷于解开扭曲的房间之谜，我开始学习一些无聊的科目，以防万一我可能会学到一些真正令我感兴趣的东西。

但我总是空出时间骑马、滑雪和参加马术表演。我努力为学校话剧制作戏服，还帮助工人们建造了一座新房子。我擅长打板条，能在遮雨板和谷仓的屋顶窗周围做工序最复杂的板条，我很自豪。我还是无法融入学校里的其他孩子。他们取笑我，叫我"麻秆""役马"或"录音机"。这很伤人。

与某人——任何人——交流仍然是个问题。我讲的话听起来时常生硬又突兀。在脑海里，我知道自己想说什么，但说出的话与想法从不相符。现在我知道了，跟不上别人说话的节奏是个问题，令我讲的话听起来更加刺耳，而这并非我的本意。我可以写下自己的想法，参观鸦巢的时候，我经常将自己的感受写进日记。

这个小木门符号对我来说很重要，许多入口都与之相关。现在再看这个符号，我意识到，这扇门标志着我的成熟，以及做好高中毕业的准备。门外的未知就像是高中毕业后等待我的一切。被贴上自闭症的标签并没有改变典型的青少年的困惑——高中毕业后是否还有生活？

第七章 神奇装置

对我来说，门外是几个关切且包容我的人。如果没有他们的话，我本可能在一所发展迟滞儿童学校当中度过余生。我的父亲曾经说过："天宝创建了一个纪录——几乎每一门学科都不及格。这是事实，也许她应该去一所发展迟滞儿童学校。"而妈妈，上帝保佑我可怜的妈妈，她站在我这边。还有布鲁克斯先生——我的心理学老师，他用视物变形小屋的谜题向我发起了挑战。而这个谜题让我对学习产生了兴趣，至少促使我去学习足以解开这个谜题的东西。

我的另一位老师，卡尔洛克先生（Mr. Carlock），拯救了我。卡尔洛克先生对我身上所有的标签都视而不见，他发现了我潜藏的能力和天赋。其实校长都在怀疑，我是否能够从技术学校毕业。但是卡尔洛克先生深信，应该尽可能地发展学生自身的能力。他将我的固恋导向了具有建设性的项目。他并没有试图将我拖入他的世界，相反，他来到了我的世界。

他似乎明白了，我在寻求以我所是的样子被接纳。在解释小屋谜题的含义时，他说："事情并不总像它们看上去的那样，天宝。"这让我非常愤怒，因为以我非黑即白的自闭症逻辑，我无法忍受模棱两可。当时我理解到的是，我不会变通自己的想法。尽管我总是参与学校的活动，但有时，我奇怪的行为或鲁莽的态度会让人不舒服。卡尔洛克先生并没有讲述大道理，而是以身为范地展现了一种在社交生活中对他人的理解，我很忌妒这一点，并且试图去模仿。我从他那儿学习什么是人情，由于我的自闭症，这一直是我所缺乏的。

卡尔洛克先生给了我很多哲学书籍。因为他发现，在我的某些象征性思维中，包含了一些基本的哲学概念。有一天，他对我说："天宝，你讲话的声调有了很大的进步，不再是直白单调的了。"不直白单调了？这困扰了我好几天。最终，我认为随着我对人情世故的觉察有了进步，我说话的声调也有了改善。我猜，我不再需要这样的声调作为对抗世界的防御。

许多年以后，我吃惊地发现，我讲话仍然有一点不正常。我并没有意识到我话语中反复出现的犹豫停顿和不时出现的平淡声调。作为一个成长中的小孩，我本应该接受话语训练的治疗，而不是心理治疗。跟着一个录音磁带反复练习，可能要比在我精神世界中寻找幽暗的秘密，对我的社交生活更有帮助。我希望我的某个心理医生，那时可以告诉我有关我讲话声调的问题，而不是去担心我的本我 ①（id）。当时我意识到有时人们不想跟我讲话，

---

① 本我是弗洛伊德所提出的由超我、自我和本我所构成的精神结构中的一个机构，本我包含了不被自我接受而受到压抑的冲动的表象代表。——译者注

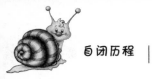

但我并不知道这是为什么。

卡尔洛克先生是我的老师、朋友、至交。一个同学曾对我说："男孩子们并不喜欢你，天宝。你并不具有迷人的外表。"我哭着将这一幕告诉了卡尔洛克先生。

他并没有笑，或者告诉我不要担心。他说："天宝，比起那些只有迷人外表的人而言，你是一个更加具有天赋的人。等你长大的时候，你对别人的吸引力，不仅是生理层面的，同时也是心智上的。"

那天当我离开了卡尔洛克先生的办公室之后，我确认自己是有价值的。因为他，以及其他一些敬业的老师，还有妈妈对我的信任，我开始了学习。我落了很多课业需要去追赶，但是，在我生命中，这是第一次我想要在学校取得成就。卡尔洛克先生对我的关注，激励着我去取得进步。坎纳对 96 名自闭症儿童进行了跟踪研究。他发现，其中 11 个在成年之后可以独立生活的孩子，都在青春期时发生了行为的变化，而这一变化源自自身的内在动力。他写道："与大多数自闭症儿童不同，他们意识到了自己的古怪，并为此而担心，也开始作出有意识的努力去改变。"卡尔洛克先生察觉到，我到达了一个可以做出改变，可以前进的阶段。并且用他关切的态度激发我去探索外部世界——去学习。

在高中一年级结束之后的那个暑假，我拜访了安姨妈（Aunt Ann）位于亚利桑那州的农场。她也给了我巨大的帮助。一开始，妈妈建议我假期去姨妈那儿时，我并不想去。毕竟，除了少数的周末会回家，我一直都未曾远离过学校，而这是通常的做法。山郡学校的校长，彼得斯先生认为，一个有序，且稳定的环境，不仅是有益的，而且是最根本的。而搬去农场意味着要去适应一个新的环境，还有行程本身：会让我暴露在一个面对不同的人，去不同的地方，以及面临不同的情境的环境之中。所有的这些，都有可能会引起我的神经反应。

有两种处理我的精神问题的方法：我可以撤回到自己的内部世界当中，并最小化外部刺激，或者我可以选择以毒攻毒——找到一种最刺激的活动，让自己"放手一搏"。我想起了在嘉年华会乘坐的离心旋转机，它高速的旋转让我精神放松。它强烈的压触刺激和对前庭神经的刺激，延迟了我躲避这两种刺激的倾向。那时我没有丝毫反抗的力量，而之后我的内心感到短暂的平静。在农场可能没有离心旋转机，但是我可以骑马，也有很多体力活可以做。

到农场之后，我开始滔滔不绝地谈论埃姆斯的视物变形小屋。我一次又一次地向安描述这间小屋是什么样的，我是如何努力去破解这个谜题的，而布鲁克斯先生，我的心理学教师，最终给了我一本心理学书籍，里面有这个小屋的图纸。尽管我自己制作的许多变形小屋的模型，并没有解开这谜题，但是我所做的每一个新模型，都更加接近解决方案。我研究了这张图纸，并最终搭建起了一个视物变形小屋。我对这个经过努力而最终取得成功的故事是如此痴迷，以至于我一遍又一遍地向安复述这个故事。

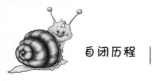
她心地善良，有耐心，总是认真地听我讲。那时她怕是快被我弄疯了吧。

像布鲁克斯先生一样，她试图将我强迫重复的倾向引导至某种具有建设性的事情上去。她提议我修理水泵棚的房顶，围栏的栏杆，并帮忙修建牲口牢靠架——用来给动物打上标记，注射疫苗或者实施阉割的装置。

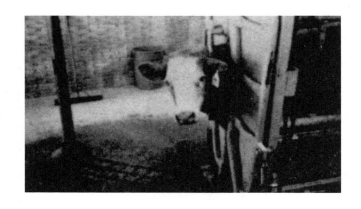

体力劳动可以放松我紧张的神经，我着迷于牲口牢靠架的机械原理。动物被引导进入装置，它的头被固定在栏杆中，固定头的栏杆类似于英国殖民时期的犯人示众刑台。这一装置有金属和木头的挡板，在底部由铰链连接而形成了 V 字形。当动物进入了围栏，头被固定在栏杆中时，操作员拉紧绳子，绳子收紧了挡板，挡板夹住了动物的身体两侧。装置的压力可以防止因为动物来回移动或滑倒，而造成头颅被卡住的窒息。我看着那些紧张的小牛，张着惊恐的眼睛，一个接一个地被引导进入牢靠架。在受到来自装置压力的几分钟之后，眼神惊恐，神情紧张的动物就安静了下来。为什么呢？是不是这个装置温柔的压力，安抚了牛过度紧张的神经？如果是这样的话，这个温柔的压力会不会帮助我？

　　整整几个小时，我看着那些惊恐紧张的动物被关进装置，在受到对身体两侧的压力之后，安静了下来。最后，我请求安姨妈让我进去尝试一下这个装置。压力有助于小牛，也许也可以帮助我。首先，我调整了固定头的栏杆，以便适应当我用手和膝盖支撑身体爬进装置时，我的头的高度。安娜拉了绳子，收紧了装置两侧的栏杆。很快我就感受到了身体两侧持续的压力。通常，童年时，我尝试逃脱我那身体肥胖又柔软的亲戚给我的令人窒息的

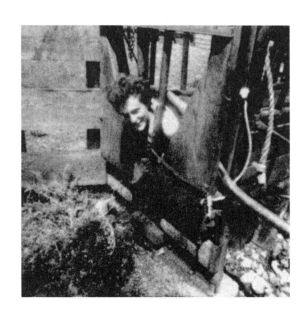

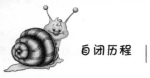

拥抱。但是在这个装置里逃离是不可能的。除非我被从装置的笼中释放出来，摆脱这个压力是不可能的。这个压力的效果既刺激又让人放松。但对于自闭症人士而言，最重要的是我可以掌控，不像要被过度热情的亲戚吞没那样，我可以指挥安娜调节一个舒适的压力度。这一装置可以缓解我紧张的神经。像往常一样，我开始对此着迷。

暑假结束之后，安姨妈给妈妈写了一封信：

……如你所知，伴随着一种急切又忧虑的心情，我在农场等待着天宝的到来。你曾告诉过我她是如何执迷于一个念头而无法置身事外的。我曾听到过当规则过于严苛时，她会性情暴躁。除了常识和一般的道理之外，我没有强加给她任何"规则"，我没有见过她发脾气。你跟我说过她心灵手巧，确实是这样的！对于我这种笨手笨脚的人来说，这真是幸运，因为农场总是有一些活计，需要一个能够熟练运用工具的人来完成。而天宝则总是乐此不疲。我买了皮革和银饰品，天宝用它们制作了镶银的套马笼头。孩子们想要办一场赛马比赛。天宝，无畏又出色地完成了驯马师和裁判的角色。我们急需一个栅栏门——不必下车就能打开它。天宝用火柴和缝纫线做了一个模型，计算了大小和重量，然后她搭建了一个真的门，我们能在车里通过拉绳子打开它。由于受到了绳子以及自身重量的作用，门会在开启之后，会留下足够的时间让汽车通过之后再关上。

不好的一面是，她确实会在某件事情上钻牛角尖。天宝对象征符号感兴趣，当她发现某个能够在某种程度上承载她的恐惧和挫折的象征符号时，她便紧抓不放。"门"代表了通往向某个新领域的探索和努力，我听她不断地讲述，直到我可以一字一句地复述这个故事。有好几次我试图打断她的叙述，她让我讲完，就又从刚刚被打断的地方继续讲。这确实有点恼火，但天宝本质上是善良的，她很聪明并且在我们碰到问题的时候总是乐于伸出援手，那听她讲话也不过只是一个小小的回馈。

你一定听到她讲了牢靠架，这曾经一度是连接了两种相反的力量的象征符号——想要受制于并享受那个触压感的强烈愿望，和不想让任何人，甚至是你，她的妈妈，和她那累人的姨妈把这个给予她的犹豫不决。我承认那时我并不理解天宝对于这个装置的痴迷。事实上，当她把自己关在装置里的时候，我曾一度在她的旁边感到非常艰难。然而很明显，她感觉很好，但让我焦虑的是，如果农场的工头偶然经过这里，并询问我们在干什么的时候，我要如何回应。无论我是不是理解她如此痴迷的原因是什么，但这个装置确实对天宝意义重大——这是一个可以帮助她找到她自己去解决问题的方法的象征符号。也是因为这个原因，我鼓励她的这个兴趣。如果，日后天宝搭建了一个符合她自己用途的模型，那更好。这当然不是什么不良嗜好，我觉得这只是她那颗不同寻常的心灵，试图去解决她不同寻常的问题的一种尝试。

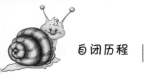
　　我很荣幸，能够为解放这颗大脑去做一些创造性的工作，贡献哪怕是微薄的力量。我知道有一天我会很高兴地说："那时我认识的她……"

爱你的

安·布瑞晨（Ann Brecheen）

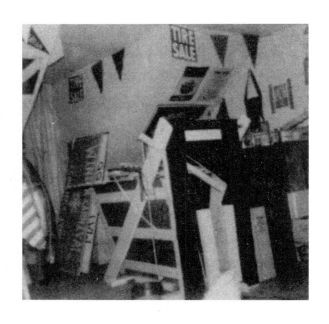

　　那个秋天返校时，我仍旧痴迷于牢靠架。卡尔洛克先生将我的痴迷引导向了一个建设性的工程。在他的指导下，我用旧木头搭建了一个类似的装置（后文中称作：挤压机器）。我搭建的装置引起了学校心理咨询师的注意，他笑着说："天宝，我还不确定你的这个新玩意儿，是子宫还是摇篮的原型。"

"都不是。"我说道。

他在椅子上扭了扭身子。然后清了清嗓子，把身体倾向桌子，似乎在讲述一个秘密那样，说道："这并不是一个有关身份认同的问题，是吗？我是说，我们并不认为我们是一头牛或别的什么，是吗？"

"你是疯了还是怎么了？我当然不认为我是一头牛。你觉得你是牛吗？"

这次谈话以咨询师的发怒结束："你在山郡学校做了些很奇怪的事，天宝，学校的教员们尝试去共情和理解你。但是这个挤压盒子——它太奇怪了。我别无选择，必须和你的母亲谈谈。"

精神病机构也认为我做的事情很奇怪——确切地说是有病——我不应该使用它。他们的反应如此的过激以至于要把它从我身边拿走，而这让我更容易神经发作。学校说服了妈妈，让她认为使用挤压装置对我是非常不好的。这成了我们之间的障碍，它让我更加想要试图去证明这个装置不止可以让我，也可以让其他人有放松的感觉。它不是我奇怪头脑的产物，它是真实的。在生命中我第一次感受到了学习的目的——一个高于解决视物变形小屋的理由——一个真实的理由。为什么牢靠架的压力可以让惊恐的小牛平静下来，可以安抚神经紧张的我？

我那时经常坐在鸦巢中，思考这个问题以及我自己的命运。无论未来等待我的是什么，我知道我要穿过这扇小木头门，这一

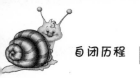

象征拯救、快乐和幸福的符号。这扇门。这扇门。这扇门。这扇门背后的东西是我所创造的。我必须首先对自己，对自己的想法有信心，才能让别人对我和我的想法有信心。我那时也有很多可怕的念头——关于性的。我曾试图不去理会它们，假装它们并不存在，但是它们确实存在。

有很多次在挤压机器当中，我体会到了愉悦的感觉，让我想到了爱。我小时候想要一个一米见方，一米高的小窝。而我最终搭建成的那个装置就是那个童年梦寐以求的秘密小窝。有时，我会担心这个装置会让我无法抗拒，没有它我无法继续生活。但后来，我发现它只不过是一个由活动木板构成的固定装置。这是我思想的一个产品。我通过它获得的所感所想，在这个装置之外也一样可以得到。思想产自于我的精神，而不是挤压机器。在这个装置中，我觉得我和妈妈、彼得斯先生、布鲁克斯先生、卡尔洛克先生以及安姨妈靠得更近了。尽管挤压机器只是一个机械装置，它为我对于触觉的防御屏障打开了一个缺口。我感到了来自亲人的爱和关心，我可以开始表达我对自己以及其他人的情感。就好像一扇折叠门被推开了，释放了我的感情。

我最初搭建的挤压机器跟农场的牢靠架很像，是由另一个人把我关进去或者放出来的。这在学校行不通，所以我做了修改以便能自己操作关入和放出。挤压机器对我不止是一个表达情感的方式；因为我只允许自己在完成功课之后才能使用挤压机器，它对我而言也是一种激励机制。

终于到了发放毕业文凭的那一天。我即将穿过一系列门当中的第一扇，我在那天做了毕业演讲。

1966 年 6 月 12 号的毕业演讲

每个人的人生中都有那么一天，我们会告别童年，跨入独立生活的大门。对我来说它是三年前，我第一次畅想未来的时候。在我们刚刚落成的主教学楼的四层，有一个三面有遮挡的小空间，被称为鸦巢，在那里可以俯瞰乡村景色。一天晚上，在吃完晚饭回宿舍的路上，我发现建筑物旁搭了一个梯子。我便爬上梯子，进入了这间视野开阔的小屋。透过结霜的玻璃方砖，我看着外边白雪寒风的夜晚，突然发现，我找到了一个可以和我自己的孤独思考安静独处的地方。就是在这儿，我开始思考我离开这所学校之后的生活。通向房顶的这间小木门，象征了我跨入未来的重要一步。我想象，当我跨过屋顶的这扇门的时候，我就是一个独立的个体了。

要穿越这扇小门，我们必须足够成熟，以便能够肩负和应对生活中的责任以及挑战。我们也必须对自己和他人有信心，很多时候我们必须相信别人。我们要无所畏惧地面对这些情境，因为信任会战胜恐惧。

现在，我已经在姨妈位于亚利桑那州的农场上面对着自然现实，工作了一段时间。我觉得我已经穿越了那扇小门，在农场上

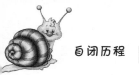

我可以独立地生活。这就是我如何穿越那扇小门的。我请求姨妈让我进入牢靠架中，它会使我陷入无助之中，因此也无法逃离它。我像信任我的朋友那样信任她，因此我相信她不会离开，留我一个人独自在笼中。在那条通往牢靠架的狭窄通道中，我想过要逃跑，以便躲避金属挡板的挤压。我需要平静地走进去，并且在控制可以锁住我脖子的金属杠杆被推下之时，不尖叫挣扎。我站上了通往牢靠架的平缓斜坡，在金属栏杆包围我之前，我非常惊恐地想要逃脱。但是我要控制我自己不去撞击挡板。当我能够使自己平静地请求被释放的时候，安姨妈松开了挡板，我重获自由。今年早些时候我意识到，如果想要某件事情具有价值的话，必须至少投入一些个人的精力。不积跬步，无以至千里。穿越那扇门，象征着我想要认真学习，提高分数的决定。这扇门是完成从这所学校毕业的学业目标，这一艰难旅程的第一步。毕业就像是攀爬一个通往天上大门的阶梯，每一个好分数都是通往顶峰的一级台阶。我象征性地攀爬了，位于主楼四层侧边的那个通往一扇门的梯子。站在梯子的下边，我思考着如何能够爬上去。我缓慢地攀爬着，一步一个台阶，直到抵达那扇门。当我站在这扇门的前面时，我知道，我可以做到，我知道我可以毕业。

今天，我站在这个梯子的顶端，并且即将穿越那扇通往未来的大门。我前所未有地感受到了彼得斯先生和夫人给我的关心和爱，多亏了他们对我的帮助，我才能够走到今天这一步。我知道当我攀爬人生中的下一个阶梯时，我会永远感谢他们，铭记他们。在穿过这扇象征性的门时，我想到了电影《旋转木马》（*Carousel*）中的一首歌的歌词，"你不会孤单前行"。

今天，更胜以往，我感觉到在山郡学校中，我并没有独自前行。我不仅要感谢学校的老师，还要感谢我的家人和朋友。

第八章 穿过那扇小门

从山郡学校毕业之后，我再次拜访了安姨妈位于亚利桑那州的农场。我感到舒服，毫无压力，因为我回到了熟悉的地方，和熟悉的朋友团聚，做着熟悉的农场工作。在我到达不久之后，母亲来信：

亲爱的天宝：

安家的马生了小马，真令人开心。替我在它鼻子上轻轻地拍一下。不得不说，你描述的打标记的过程，听起来确实有点恶心。我想我做不了这个。

我那天想到了我们关于爱的讨论，并且开始思考如何能够描写什么是爱。在我看来，爱是在促进事物成长的过程中也获得自身的成长。首先，我们想要获得自身的成长，并且在这个过程当中创造了一些象征符号。你还记得你的挤压机器吗？最初你制作它，是因为你很烦恼，苦于对农场的思念。接下来，随着你对此投入精力，它变成了你在西部所获得的成长的标志——那跨越大门的一步，换句话说，这是你想要成长的愿望。渴望成长，是对自己真正的爱，爱最好的那部分自己。挤压机器代表了这种爱（同样的，你对于身体之爱的需要也和挤压机器相关）。一个人学会了爱自己之后，会开始想要照顾到其他人爱自己的需求，以便他们也能够成长——他们也能够跨越属于他们的那扇门。只要为某人或某物的成长投入了精力，我们便与它们利益攸关。你为农场付出了辛勤的工作，它对你便非常重要。我也为家也付出了辛勤的工作，家对我便也至关重要。我们不希望看到这些地方被摧毁，因为我们爱它们。人们对彼此也非常重要。我爱你，因为我对你投入了很多，我希望看到你成长。但你对我的感受是什么呢？

物体既不会讲话也不会拥抱，与物体不同，人类是有生命的，会回应我们。物体是我们的想象、精力、和原材料的产物，它们所具有的意义是我们所赋予的。一个人类存在既不是个人化的象征符号，也不是某种努力的具体结果，而是一个会回应我们的有生命的造物，尽管我们并不总是喜欢他的回应。他也许和我们所期待的不一样，但是这个会回应我们的造物是具有灵魂的，也像我们一样为了成为更好的自己而努力奋斗。和我们一样，他也是独特的。多少个世纪以来，都并不存在另一个与他一模一样的造物。你可能会说这对于雪花和小猫也是同样的，但对于人类则更是如此。我们是有梦想的造物，你和我都有各自成为更好的自己的梦想，并且在分享梦想的过程中，我们从彼此那里收益良

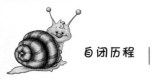

多。因为我们共同努力，各自就对彼此意义非凡。我们不止爱对方，同样也为对方所爱。而物体则不会爱你。动物的爱是有限的，但人类则会深深地卷入对方的生命之中。即使他们恨彼此，也在彼此的生命里至关重要。爱不仅仅是一种特别的情感。它是对对方的投入、倾听，和相互学习。在这个旅途当中，在某个不确切的时刻，我们突然发现对方对我们非常珍贵，而失去他，将会是一件很痛苦的事情……

亲爱的妈妈，充满了爱意和关切，巧妙地隐藏了她的担忧。但当她提到一只小猫或者一片雪花并不具有人类存在的独特性时，我知道她想说什么。妈妈还是无法接受我使用这个牢靠架。学校的心理咨询师让妈妈相信牢靠架是一个很不好的东西——它不应该被鼓励这与我对这一让我感到舒服的机器的使用意见的不一致，激励我去证明这个机器不仅能我感到放松，也可以让其他人感到放松。它不是我奇怪思想的发明物，它确实是有用的。

夏末离开农场之后，我开始了我的大学生活。我会永远祝福那些替我选了一所规模较小的学校的人。如果我去了一所很大的学校，我很可能会迷失在由建筑和人群组成的迷宫之中。尽管我在学校有着最好的撬锁匠的盛名（我替很多丢失了钥匙的朋友打开了更衣柜），我也开始结交了很多朋友。

很幸运地，大学就在山郡学校的旁边。而我的恩人，卡尔洛克先生，则总在我左右，给我鼓励。当我告诉他我所受到的，来自心理咨询师和妈妈对我的机器的中伤时，他很智慧地对我说："那么，就去建造一个更好的，做一些科学的研究。让我们看看这个机器是否会引起放松的感觉，它的效果是不是真实的。"

"好的，我们从哪儿开始呢？"我问道。

"从你开始，天宝，"卡尔洛克先生坚定地说，然后笑了。"如果你想证明你的理论的有效性，需要学习数学，在图书馆阅读科学期刊，做研究。"我采取了他的建议，学着使用科学索引，理解技术期刊中的文章。每个周末，卡尔洛克先生都会带我去他实验室工作坊，做有关挤压机器的研究。

他唤醒了我对于科学的兴趣，并且将我的固恋引向了一个有价值的项目计划。我花了很多时间在图书馆，去查找所有关于一种感觉系统接收到的刺激会转化为另一个感觉系统的知觉的资料。让我非常吃惊的是，我发现了很多有关感觉交叉的研究，我的本科毕业论文可以研究感觉交叉这个领域，以及我所做的有关挤压机器的实验。我所做的研究显示压力刺激会影响听觉阈限。

在进行了许多研究之后，我建造了"PACES"，我的第二个挤压机器模型。"PACES"是指控制环境感觉的压力机器（Pressure Apparatus Controlled Environment Sensory）。这个内壁有海绵包裹的模型，和我第一个由木板制成的斯巴达式的挤压机器相比，简直就是一辆凯迪拉克。很明显，因为所有的教员和心理咨询师都受到了弗洛伊德思想的影响，他们在我的机器中看到了各种有性意味的暗示。这让我感觉到罪恶。

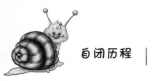

但我还是跟自己说使用机器并不是完全不好的。在大学里，我与他人交流的能力取得了快速的进步，我认为这得归功于我的新型挤压机器。它让我学会了同情、温柔，明白了柔情并不等同于软弱。我学着如何感受，两个关于高功能成年自闭症患者的个案研究显示，他们最大的不足是缺乏同情。一个人写道，他对其他人没有兴趣。其他从自闭症中逐渐恢复的青年人在和别人交往的过程中遇到了困难。一个患自闭症的男士写道："我的心也曾非常冰冷，那时对我而言，付出爱和得到其他人的爱都是不可能的。我冷落别人，让他们离我远去。与人交往，在今天对我而言仍然是一个问题。相比于人，我更喜欢物体，我对人毫无兴趣。"哈佛医学院的儒勒·R.本布莱（Jules R. Bemporad）描述了另一个成年自闭症患者："杰瑞（Jerry）有时看起来在理智上理解了其他人的感受，但他似乎无法对其他人感同身受。"

感受到来自挤压机的抚慰人的压力，让我能够开始产生同情的感觉。我在日记中写道："孩子们被教导要乖顺。既然我缺乏这一点，那么现在我需要学习它。挤压机器给我一种被抱持、被爱抚、在母亲的臂弯中被温柔地摇晃的感觉。这很难用文字来描述。但写下来也意味着我接纳了这个感受。"

用小猴子所做的研究表明，如果它们没有受到足够的令他们舒服的接触，便会在未来的情感方面存在能力缺陷。很有可能一个人如果能够关心别人，首先要体验过舒服的感受。动物实验揭示了，舒适的触觉刺激会引起中枢神经系统的显著的生物化学水平的变化。我认为规律地使用挤压机器，会促使不正常的生物化学水平发生改变，而这一不正常的水平是由于我童年早期缺乏舒适的触觉刺激造成的。也许，许多成年自闭症患者缺乏同情，是由他们童年期避免拥抱和情感而造成的。然而，需要再三强调的是，挤压机器并不是适合所有自闭症儿童的万能药。

新的挤压机器压力很轻柔，但却无法抵抗。因此这个压力也正因为轻柔而显得更有力量。因为我必须迫使自己接受来自机器内壁的压力，而最为重要的是，是我在控制力量的大小。最终我能够承受一些简单的身体接触，比如在肩膀上轻轻地拍一下，或者握手。

尽管我认识到挤压机器的好处，但我还是有点害怕。我害怕其他人所暗示的性意味。但后来我意识到，真正的恐惧是我害怕看见我自己，面对自己。我意识到尽管别人认为这个机器具有性的意味，但是我的思想和幻想却并不能归咎于这台"邪恶"机器。挤压机器仅起到了一个扩音器的作用，它并不能对我的思想负责。就像一个播放器，并不对它所播放的音乐负责。

我感到，一旦挤压机器的作用获得了别人的认可，我会对自己更自信。完全的接纳意味着直视自己的内心深处，而不是防御、合理化，或保护自己不去面对这个秘密。在我很小的时候，我就梦想有一个封闭的地方可以让我觉得舒服。我同样感觉到，在很小的时候，无论我那时建造的机器是什么，它都会引领我去研究那些未被探索的领域。我好奇自己是否会对这个机器产生依

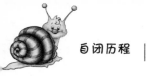

赖。挤压机器是我所相信并亲手建造的。我学习着去控制自己，不去对抗那个压力。如果我接受了这个压力，并且放松下来，它就会让我感到平静，身心放松。

其他挤压机器使用者所做的测验结果显示，挤压机器似乎能降低新陈代谢。在40名普通的大学生被试中，62%的人表示他们喜欢挤压机器，并且觉得会让自己感到放松。挤压机器对身体的某些部分施加压力，这些身体部分似乎最能够引起人类的皮肤按压反射。一些人觉得，挤压机器会在前十分钟到十五分钟给人放松的感觉，之后就开始变得令人厌烦。也许存在一个最佳刺激水平。似乎在炎热的夏天，或者房间里很冷的时候，挤压机器的效果会降低。所以对于挤压机器的固恋，并不仅仅使我自己受益，也会使参与实验的40个大学生中的62%的人感到放松。我觉得自己对于挤压机器的固恋被证明是有道理的。

挤压机器目前被应用于治疗自闭症和多动症的儿童以及成人的临床当中。洛娜·金（Lorna King）是一名实践劳动疗法的治疗师，她在亚利桑那州凤凰城的神经发展研究中心任主任，她发现这个机器有助于减少多动行为。她报告了一个患多动症的成年人，在使用了挤压机器20分钟之后，在接下来的一天当中感到更放松，也表现得更加平静。尽管洛娜·金曾经通过感觉综合疗法成功地治疗了某些自闭症儿童，但这些刺激从来都不是强加给儿童的。对于前庭神经的刺激和其他触觉的刺激，被应用于帮助被损坏的神经系统进行自身修复。这些刺激会引起新的神经通路的形成。相比于被关在标准实验笼中的老鼠，被放在一个有很多玩具以及攀爬杆的环境中的老鼠，具有更好的神经发展。对于前庭的刺激可能会帮助加速神经系统的成熟过程。受到了前庭和触觉刺激的狗，会发展出更大的前庭神经元。

使用门作为象征符号，是我的另一个从高中保持到大学的固恋。事实上，穿过一扇门，象征着我做出了一个决定，比如从高中毕业，计划进入大学。穿过一扇具体的门，使抽象的决定变得真实。我对于门的固恋，象征性地标志了我进入了时间的长廊。因为我擅长的学习类型是视觉型的，所以穿过门的行动也是这个能力的一个逻辑性的延伸。

在经过两年的大学学习之后，我开始思考自己的未来：毕业，以及进入研究生阶段的学习。情绪上的准备，和对象征了通往未来的旅程的想象，对我而言是非常重要的。我再一次抓住了门这一象征符号，去穿越它。通往宿舍房顶的一扇活动地板门，象征了通往这一新领域的路途。当然，翻越活动地板门爬上屋顶是被禁止的。而禁止只是加强了这个行为的意义。值得去做的事情，都存在其自身的危险性。而这一行为的不合法性也代表了我对未来的承担。如果翻越活动地板门是被允许并且毫无危险的，那么这件事情对我而言，就会变得不真实。这一通往房顶的小小远足，是我第一次有意识地破坏学校的规则，但我知道我必须穿越这扇门，以便使得毕业和进入研究生院在我的脑海中，不再是一团模糊的、梦幻般的云雾。如同高中时那样，我穿越了这扇被

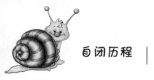

禁止的门。我把头探出活动地板门，环视屋顶。空气湿润有风，在我放眼四顾时，月光穿越了云层。直到毕业，我都持续地使用活动地板门，来强化我对未来所做的决定。通往房顶的活动地板门代表了我难以言喻的感受，象征了琢磨不透的想法。打开一扇特别的门，是我想要获得成就的具体表达。当我穿越了那扇门的时候，在高中时我的成绩就有所提高。实实在在地穿越那扇门，就像是我和自己做了一个要提升自己的约定。它让我所做的决定变得真实起来。

毫无疑问，挤压机器和象征性的门，在提高学习成绩和改善人际关系方面，都扮演了一个非常重要的角色。那时我在人际交往方面仍然存在一些问题，一些学生叫我"秃鹫女人"。即使我穿着时髦的衣服，很多学生也不愿意跟我讲话。我不明白我做错了什么。迈向社交发展的重要一步，是我成了"渡鸦评论"（The Raven Review）——一场由学生举办的演出——工作小组的一个成员。相比于刚上学的那几年，我跟同学的主要接触就是去揍他们而言，我已经取得了巨大的进步。这场演出的大半布景都是由我建造和绘制的。我的同学都很尊重我的创造力。在进行一项我们都感兴趣的活动时，与别人相处就变得简单多了。

大二那年的暑假，我在一所接待有情绪困难的儿童的医院工作。七岁大的杰克（Jack）就是一名这样的孩子。他引起了我的好奇心，因为在这个孩子身上，我看到了自己的影子。在我小的时候，我用塑料片贴在自己身上，同样的，即使在炎炎夏日，杰克也用一个毯子包裹住自己。尽管杰克并没有被诊断为自闭症，他却表现出这个病症的一些典型特点。绝大多数时候他都对其他人不感兴趣。他既不注视别人的面庞，也不听他们讲话。他对一些机械性的物件非常着迷。尽管他能够普通讲话，但他却经常在别人跟他说"坐下，杰克"时，大声地哭喊和嚎叫。那个夏天，我花了很多时间跟他一起讨论关于机械的事情。我觉得自己就好像是卡尔洛克先生，打开了通往杰克的神秘世界的大门。有时候，我能够尝试帮助他理解有关其他人的事情。但是，首先讨论令他着迷的事情是非常重要的，接下来才能逐渐地将谈话主题引入关于其他人的方面，否则杰克拒绝交流。

　　通常，治疗师反对对固恋进行任何形式的妥协。但是对于自闭症的孩子而言，固恋通常是一种减少过度兴奋的神经系统被唤醒的方法。将自己投入到所固恋的事情之中，他们便阻隔了其他的那些他们无法控制的刺激。对一个普通的成年人而言，一个重复且单调的刺激，也许会降低他的神经所作的回应。很多受过心理学训练的治疗师都认为，如果我们放任孩子的固恋的话，便会造成无法逆转的损害。我并不认为这是一个放之四海而皆准的道理。固恋，不过是某些性格特征的极致的表现。一个固执的孩子，当这个性格特征成为他人格的最大特点时，我们可能会把它称为固恋。固执是一种坚韧不拔，而坚韧是达到目标的一个必要的品质。自闭症的某些特征，普通人也同样具有，只不过在自闭症那儿，它们的发展出了问题。

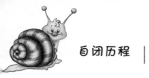

　　我还记得在我小的时候，甚至可以说，我喜欢那些痛苦的刺激。也许对于那些自残的孩子而言，这一点是相同的。我们也许能够将他们的自残行为，引向一种更好的、具有较少破坏力的形式。而我的"机器"也许可以帮助他们。如果孩子们学着喜欢来自挤压机器的刺激的话，他们也许就不会再咬手指头了。近期的动物研究显示，自残和一些重复的刻板行为，会降低受到挫折的动物的神经唤起。刻板行为会降低皮质醇（与压力相关的荷尔蒙）的水平。自闭的孩子拥有一个过度兴奋的神经系统。自闭症的症状和感觉剥夺是非常相似的。经历过感觉剥夺的人和动物，都会拥有一个过分敏感的神经系统，这表现为对于感觉刺激作出回应的阈限会变得更低。

　　如果一个孩子使用了挤压机器，也许他能够对自己施加一种强烈，但是舒服的刺激。既然这个机器被设计用来模仿人类的拥抱，它也许能帮助孩子们，让他们去尝试着喜欢别人的拥抱或者触摸。一旦孩子能够如他所愿地操作挤压机器时，下一步，也许就是人类情感的产生。挤压机器是非常重要的一个环节，因为是孩子自己在操纵它。

　　很明显，如果一个孩子在伤害他自己的身体，他应该被禁止这样做。但是其他种类的固恋却不一定要受到同样的对待。它们可以成为交流的手段，比如对机械的固恋之于杰克。将一个的消极行为转变为积极行为是有可能的。同样我也认为，我的挤压机器会对杰克提供很大的帮助。我一直在和一个女性成年自闭症患者写信交流。她难以控制自己的脾气。在信中，她表现出的对于触觉刺激的向往是非常明显的。她会使用一些和触觉相关的词语，比如毛茸茸的、柔软的。她很喜欢关于挤压机器的想法。也许挤压机器也能够帮助她。

但是我对于挤压机器的使用，对于治疗师、朋友和亲人们来说，却始终是一个无法达成一致意见的问题。他们确实伤害到了我，因为他们认为这个机器肮脏又恶心，这让我有罪恶感。我花了很多年去摆脱这个罪恶感，并完全接受我的机器。

另一方面，当他们试图把这个机器从我身边拿走的时候，促使我更加努力地工作，以便于证明这个机器是具有有益且实用的用途的。他们的反对，将我对挤压机器的固恋，转变成了一件具有建设性意义的事情。

我对于门的固恋，在大学期间一直存在。在日记中，我坦白，我对未来充满了担忧。我很担心自己是否已经准备好。我渴望跨越象征着通往新领域的那扇门。在学校里，有时我觉得自己仿佛置身于监狱。在某种意义上确实是这样的——我自身的监狱——除非我愿意学习，学会自我控制，与人交往，并且穿过那扇象征着自由和未来的大门。生命是一个圆，而我知道我无法斩断和过往的联系。大学校园里象征性的门，不过是寄宿学校里鸦巢的延伸物，它代表着交流和生活。而挤压机器，是一种学习了解我自己情绪的方法。生活和学习缺一不可。

大学生活接近了尾声。考试结束之后，就毕业了。我非常努

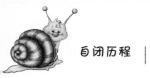
力地学习，在和同学的相处当中获得了很大的进步。我开始感觉到了内心的平和。在我最近所写的一篇婚姻家庭课程的论文当中，我表达了我的挫折与恐惧，希望和梦想：

　　我接下来要写的，是一篇有关于我对婚姻的希望和目标的文章。我可以写两页关于完美婚姻的理论观点，或者告诉您关于我自己的真相。我认为写一篇通篇放水的文章很愚蠢，因为您知道，这是在胡扯。我并不想要通过关于婚姻的抽象概念，去讨论一些实质性的问题——毕竟，谁又可能生活在理论当中呢？我很犹豫，是否要写下我的真实感受，因为这需要冒很大的风险。有很多次我都很受伤，因为我坦白了内心的秘密。而它们传遍了整个校园，并且通常都是被曲解的。但是如果我不能相信您的话，我很有可能也永远不会相信任何一个人。我决定在这篇文章当中，坦露心声。在您阅读过这篇文章之后，如果您能够把它退还给我，或者毁掉它，我将非常感激。因为这样的话，也许未经准许的人就不会发现我的最高军事机密。接下来便是我内心深处的秘密。

　　我存在于这个星球的目的，是建造一个机器或者发明一种方法，能够用它教会人们如何看待他们自己，以及如何变得温柔且富有同情心。我认为这非常重要，因为我已经建造了一个机器，并且它至少教会了我自己如何去理解别人。我一直都在思考，如何能够建造一个可以教会我学会柔情的机器。现在，我已经建造了这个机器的一个部分。它就是挤压机器这个模型。

当我还是一个孩子的时候，就在几年以前，我对于机器的兴趣远远要大于对人的兴趣。我不与人交流，甚至直到四岁的时候才开始讲话。有一个自以为是的词能描述这种情况：自闭症。直到今天，我还是对机器非常着迷。尤其着迷于那些被设计用来与人互动的机械。

正是通过使用挤压机器——一台我在童年早期就已经开始构思的机器，我教会了自己如何去感受。在学校，我花费了很多本来应该用来学习的时间，来思考这个神奇的装置。直到我意识到，知识对于搭建一台机器而言是必要的，我才开始学习。而这个机器提供了我在年少时所缺乏的动力。

您可能在问，这些和婚姻目标有什么关系？关系密切。上帝（或无论什么）和巧合创造了我的基因结构，而且这个过程当中，发生了某件事情，它切断了我大脑中的"线"，这根线连接着一个孩子，和他的母亲以及其他关爱的他人。直到我长大，掌握了足够的技巧，可以建造一台挤压机器的时候，这个连接才被修复。也许上帝或者命运想要事情如此发展，以便我可以发明一种方法或者一个机器，来帮助其他人。确保一个机器能成功运转的唯一方法，是发明者能够使这个机器首先对自己有效。

即便是在现在，我已经建造并且使用了挤压机器，我仍然排斥并且害怕它。待在牢靠架里面的感觉是很舒服的，但是由此而唤起的情感却是很痛苦的。我仍然难以接受自己的情感。我恐惧的主要原因是担心我的情感会压倒我，让我无法完成自己的使

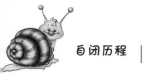

命。这也是我惧怕婚姻的原因。对我而言，更加重要的是建造一台机器，或者发明一种能够帮助其他人的方法，而不是变得"普通"或结婚。

在婚姻中，女性属于从属地位。至今我还没有发现，哪一种婚姻形式适合我。唯一一种我可能结婚的情况是，我的丈夫像我一样，也是一名科技工作者。

很遗憾，在社会当中仍然有许多针对女性的偏见——即便是在这所大学当中。行政机构对待他们的女性雇员的方式，就好像她们很愚蠢。她们几乎不被尊重。这种食古不化的态度让我远离婚姻，并且决定过单身生活。

在此我想澄清的一点是，挤压机器的目的并不是让人们去服从某种社会的既定规则，而是让人们可以放手去探索自己的灵魂，接受自己真实的样子。也许它可以使人们更加接近上帝一点，而不总是考虑自己的得失。如果在我有生之年，我所设计的机器，可以在世界范围内被使用的唯一条件是，某个人偷走了它，并且由此获得了全部殊荣的话，我也是心甘情愿的。

但是，哎，就像在《瓦尔登湖第二》（Walden Two）中的B.F.斯金纳一样，在这个机器在全国范围普及之前，我并不想放弃这个属于我自己的发明。唯有在此之后，我才能放手。这个想法支撑了我的整个生活。它是唯一一件可以支持我在学校努力学习的事情。当我不理解数学的时候，我感到非常挫败，因为数学对于制造这个装置而言，是必不可少的。

那么，韦伯先生（Mr. Weber），这就是我想说的话，它并不是两页词藻华丽的废话，而是三页用词贫乏、文法错误、格式不规则的肺腑真言。关于这个主题的通篇废话，没有任何意义。我希望我可以信任您，您不会去跟任何一个人谈论有关这篇文章的任何话题。

韦伯先生在这封信上写道："非常好，谢谢。您总是那么独特，又有自己的见解。我对此总是信心满满。"

然后那个重要的日子便到来了。作为七零届的学生，我从大学毕业，获得了心理学的学士学位，并且在毕业典礼上代表全班致辞。

穿越那扇通往未来大门的时刻到来了。我爬到了大学那个阶梯的顶端，同时也来到了研究生阶段的阶梯的底端。毕业典礼之后，我通过活动门爬上了屋顶。对自己充满信心。我在图书馆的房顶上，放了一个徽章，以此纪念我穿越了生命中的另一扇门。徽章上刻着"Saxum，Atrium，Culman"，可以粗略地翻译为：为了顶峰的宝藏而奋斗。我已经踏上了大学阶梯的顶峰，并准备好了开始研究生阶段的学习。

"Commencement"这个词意味着开始。通过那扇门，爬上屋顶，象征着硕士研究生学习阶段的开始。为了纪念我的成功，妈妈送给了我一枚金首饰，上面刻着："Through the Little Door."（穿过那扇小门）。

第九章　研究生院和玻璃自动门

　　大学毕业后的那个夏天，我在家中度过。我利用这段时间搭建了一个新的挤压机器。它比与之前的模型好用很多。我做了好几处改进，采用了更加舒适的靠垫填充物，也增加了一个头枕。

　　通过对挤压机器的使用，我学着如何控制自己的攻击性，并且接受别人的情感。有段时间，我的神经发作会减弱。在这些时候，我会有湿疹和腹泻的烦恼。有一次腹泻非常严重，以至于我在三周的时间内都只能吃酸奶和果冻。为了调理这些失调，我需要强烈的情绪来舒缓我的神经。新型挤压机器更容易进入，也更容易被人们接受。攻击性和负面思想很难处理，而放松的感觉可以消除攻击性。但只有我让自己放松下来，不去纠结，才能在挤压机器里觉得舒服。

　　通常，我对于挤压机器怀有一种非常矛盾的情感。我意识到，我害怕挤压机器是因为，身处其中时我会被我的情感所控制。这很好，因为如果我没有感到愉悦、积极的情感的话，我的攻击性、消极的情感就会处于上风。我越是能够接受自己的情

100

感，我也越能够真实地感受和关心其他人。

就连猫现在都更喜欢我了。我猜它可能从我这儿接收到了好的信号。可能我需要先从挤压机器那儿获得舒适感，我才能让猫也感到舒服。

然而，尽管我给自己打气让自己接受挤压机器，每当母亲在隔壁房间时，对于使用挤压机器我还是充满了焦虑。尽管她阅读了我有关挤压机器实验结果的论文，并且表示支持，我还是能够感受到她的迟疑。我想让她尝试我的新机型，但她总是以各种托词推迟。

九月我搬去了亚利桑那州，并且开始了我的心理学研究生课程。我本该有成就感，为自己骄傲。毕竟，我经历了那么多的事情，一开始我是一个不会讲话、易怒、并且会攻击同伴的小孩。然而，我却充满了自我怀疑，以及无价值感。对于生命意义的固执追寻让我没有片刻的喘息。而惊恐发作加强了这一执着，它让我筋疲力尽。我最大的恐惧是，我会在公共场所惊恐发作。对于某些事情的固恋，会降低我的神经系统的唤起水平。这一次，我固恋的不是一扇普通的门，比如鸦巢的那扇门或者大学时的那扇活动地板门，而是一扇可以自动开启的玻璃滑幕门。它如此简单却又如此复杂。我一遍又一遍地问自己，为什么这个玻璃门如此地令我着迷？在我的生命当中，穿越一扇门意味着又向前跨越了一步。为什么，这扇门让我烦恼？

它与其他门的一个区别在于穿越它是合规的。使用其他象征

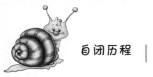

性的门时，总会引起我因为做了一件违规行为而没有被捉住的激动。数以千计的顾客使用着这扇通往超市的门。但是当我面对这扇门的时候，感到身体非常地不舒服。我的双腿在颤抖，额头布满了汗珠，胃也开始翻腾。我冲了过去，希望把这些不适感都抛在身后，但它们如影随形。到了门的另一边后，我背靠着大楼，心脏怦怦地跳，身体因为紧张而颤抖，一阵恶心向我袭来。我开始想象砸碎这扇玻璃自动门，把它从我悲惨的处境中扔出去。我试图逻辑地思考这个固恋。是什么如此吸引我？为什么我会害怕？它不过是一扇该死的普通玻璃自动门而已。

然后我想到了，这扇门的另外一个不同之处，它是透明的。没有任何秘密。我在日记中写道："它只是一扇玻璃门。但仍然是一个屏障。我猜想重要之处在于通过它所需要的那两秒钟时间。就好像从一种精神状态转换到了另外一种。无论我从哪一边反复地穿越这扇门多少次，我所处的环境都是相同。但是我对于环境的认知却改变了。如果一个人改变了他的精神状态，这个人就变了。但环境本身却没有变化。没什么神秘的！"

在我和我对玻璃自动门的固恋斗争了三周之后，我终于能够像一位普通的顾客那样穿过这扇门了。我没有着急地冲过去。我就慢慢地走过去，而这是一个很美妙的体验。在接下来的几周当中，我经常去超市。有一天，我来来回回穿越了这扇门十次，唯一让我担心的就是这看上去很蠢。商店经理注意到了我，但幸运的是，他什么也没说。

　　但令我忧心的并不只是我对于玻璃自动门的固恋。使用挤压机器也令我饱受困扰。表面上我认可它的益处，但内心却在否认它令人不悦的粗俗起源。很难将应用于动物的牢靠架，与我建造那些装置相提并论。原因之一是，牢靠架与很多给动物造成了痛苦东西有关，也正因为此，牢靠架显得很残忍。有时，有人会故意地对关在牢靠架中的动物施暴，但是，通常情况下，动物并没有被恶意地对待。基本上，牢靠架只是一个让动物被抱持的装置，以便于给动物打标记或注射疫苗。而关键之处在于被抱持。

　　当我最初使用真正的牢靠架时，我被锁在了固定头的栏杆那。然后我建造了一个坚硬的、木制的挤压机器，来供自己使用。而它看起来很像，给动物使用的牢靠架。但我可以开始忍受被抱持的时候。我修改了我的挤压机器，以使它变得更温柔。

　　直到我真正地解决了这个"有益／拒绝"的悖论之前，我甚至都不能在看到一个关于牢靠架的广告时不感到全身颤抖，这是由我努力克制的情感和思想所引起的。我拍摄了一张自己在真正的挤压机器当中的照片，之后我把它放大到招贴画的尺寸，并且把它挂了起来，在这之后，我才最终克服了我的恐惧。我最终可以愉快地、充满情感地想到我的挤压机器了。这让我对周围的人的态度也变得友善起来。我甚至开始谈论我的挤压机器了。但有时，在我精神的阴影处，我看到了恐惧——对于身处挤压机器当中的时候，所思所感的恐惧。

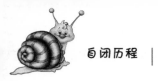

之后亚利桑那州博览会开幕了，而我想要去面对某些现实。七年之前，我乘坐了离心旋转舱，并对此很着迷。研究表明，自闭的孩子通常一开始都很害怕高速运动，而之后又会对此很着迷。而我再一次乘坐了离心旋转舱，一些迷惑开始有了眉目。研究指出，自闭的孩子通常都喜欢高强度的刺激——即使这些刺激会被普通的孩子感受为疼痛。对于强烈刺激的渴望，可能是引起自闭症儿童自残的原因。突然间，我明白了，离心旋转舱不仅仅是挤压机器的前身，它所提供的力量强度，也至少是最初的那台挤压机器的两倍。离心旋转舱的力量使我紧紧地贴在它的内壁之上。对这种感觉除了放弃抵抗，我别无选择。尽管它的内壁硌得我背疼，我第一次意识到，我需要离心旋转舱所提供的这种剧烈的运动，来打破了我的防御，然后才能让我有感受。在乘坐了旋转舱之后，我经过了一个牢靠架的展台。大量思想和情感涌入了我的神经系统。我远离了展台，感到有些害怕。随着我的触觉的防御机制被打破，以及我变得越来越成熟，这个离心舱的强烈刺激，让我感到疼痛并且觉得恶心。在我最初使用挤压机器时，我所应用的力量强度几乎是之后的两倍。当我学会了接受柔情之后，过强的压力会令我不适。

那天晚上我写信给妈妈，告诉她我关于无价值感的感受，我对于玻璃自动门的固恋，以及关于挤压机器的内心冲突。我也许就只是一个有着疯狂想法的怪物？

母亲在邮件中回复：

……要为自己的不同而感到骄傲。所有对生活作出贡献的聪明人都与众不同，并孤独地寻找着生命的道路。天宝，你会有所成就的。

亲爱的，不要为挤压机器而担心，它只是一个"舒舒"（comfy），还记得在你小的时候，你拒绝所有的"舒舒"吗？你无法忍受它们。现在你需要挤压机器是很自然的。生命中最困难的事情，就是去分析自己心灵的不同寻常之处。你的一部分是成熟的，而它会受到不成熟的那部分的影响。不要为原初的动机而感到羞耻，它们深植于我们的幻想生活中，也是生活源泉的组成部分。

你需要象征符号。你爱它们。如同艺术作品一样，它们是你所感受到的东西的一种具象化的表达。毕竟，所有的艺术都是象征性的……

几天之后，我意识到，令我痛苦的，是以前的那个综合征——熟悉的环境，熟悉的同学和老师，以及熟悉的课程的缺失。我并不是毫无价值，我只是像一个典型的自闭症个体那样，对新的环境、新的面孔以及新的学习课程做出了这种反应。肠胃的应激反应令我很痛苦。最终，我认识到研究生阶段的学习对我来讲并不是唯一可行的路。我会尽我所能进入博士阶段的学习，但是这并不值得我以牺牲健康为代价。我会学习，但并不会折磨

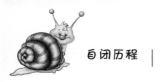

自己。统计学的课程从来都没有赋予生命意义。当我接近超市的玻璃自动门时，还是偶尔会有惊慌失措的感觉。最终，我认为自己是可以逐步地具有穿越玻璃自动门的能力的——就像理解能力那样。

整个秋天，我都在和新的挑战，以及一直以来的对于挤压机器的不安斗争着。一台用于牲畜的、通常很粗俗的机械，又如何能够产生出柔情和关爱的情绪呢？我想到了宗教，以及一些宗教符号是如何起源于暴力与异教习俗的。即使在今天，尽管原始的符号已经被修改，但它对于情绪的冲击仍然是十分强大的。如同我的挤压机器一样。最初的机器运作着一个强大有力、令人屈服的力量。新模型的力量变得更柔和，而由于引起了关心的情绪，一个更强大的力量以柔情的方式发挥着作用。

一些人问我，如何能够一方面很爱猫，另外一方面又对它们进行科学实验。我无法回答。就像我会问自己关于挤压机器起源的问题，它们是同一类问题。一个能够强迫动物服从的机器，如何同时又是一个能够让人产生对人类同胞的爱的机器？

第十章　穿过玻璃自动门

在 1971 年 2 月，我去了畜牧养殖场，并且在那儿为 130 头牛操纵牢靠架。此前，我只是看过人们操纵它。这次另外三个工人允许我在一旁，因为有一个工人请假了，他们需要一个额外的帮手。我在第一次操纵头闸时失误了，动物钻了过去。牲畜受到了整套的处理——打标记、注射，以及阉割，而我并不害怕！我融入其中，表现得好像我就是在那儿工作的。

畜牧养殖场的工人们对于他们的工作，抱着一种孩子般无忧无虑的态度。他们打开收音机，工作时伴随着西班牙音乐的旋律轻快地跳动。

我隐隐地觉得自己对亲手放入头闸的小牛所受的痛苦负有责任，因为它们随后会被绳子捆住，被拖拽。另外三位工人对我的失误很包容。他们其中一个说："没事的，我们都会时不时漏掉一个，你做得没问题。"那天结束时，我陶醉于自我满足的情绪当中。工友们称赞我学得很快。"你干得很好，伙计，有两把刷子。"其中一个人说。我离开了养殖场，对自己作为牢靠架操

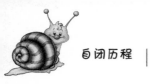

纵员的能力充满了信心，也对自己与工作同伴相处的能力非常满意。

在回住所的路上，我在超市门前停了下来。穿过了玻璃自动门。在玻璃自动门滑动的时候，我既没有犹豫，也没有好像背后有一群牛在追我那样匆忙地冲过去，我就像大家一样穿过了那扇门。我认为与人相处就像那扇玻璃自动门一样。需要慢慢地接近这扇门，不能强冲，否则它会破碎。人与人之间的关系也是同样的。如果过分强求一段关系的话，它通常是行不通的。有时一根稻草也会压垮骆驼。一个不恰当的措辞，可以毁坏几个月以来建立起来的信任、尊重，以及与他人的亲密关系。

那天晚上我去了心理学系的派对。在所有的人都离开之后，我和主人促膝长谈。他说："今天晚上你似乎不太一样，甚至其他学生们也都注意到了。"

"我没有什么不同。"

"有的，你真的在和同学们交谈，而且似乎对他们很感兴趣。"

"所以呢？"

他清了清喉咙："所以你平时并不是这样的。"

"我是什么样的呢？"

他低头看了看地板，然后又看了看我。"那么，实话实说，你的同学们都觉得你是一个冷漠并且觉得什么都无关紧要的人。你在班里的一些言论，甚至有可能吓跑一条毒蛇。"

我想说："但是，那是在我成为牢靠架操纵员，以及穿越玻璃自动门之前。"但是我没有说，他不会理解的。我感谢他组织了派对，并且保证会努力地尝试对人友好。在回去的路上，我想到了主人所说的话，而且似乎在我——20来岁的我——看来，我确实与以往不同了。在幼儿园的时候，我觉得同学们非常的不同；高中时，有时我会感觉非常地异样，就好像我无法融入他们；但那天晚上我第一次意识到，我确实是与众不同的，我那时是一个自闭症患者，我是一个独特的个体。

我继续在畜牧场做兼职的牢靠架操作员的工作。起初，我并没有特别关心这些牛。就像很多在这行工作的人一样，我把它们看作是一些商品。但是随着当我变得越来越能够感同身受，我的态度发生了变化。人们，友善的人们有时会残忍地对待动物——推搡它们、驱赶它们、打它们。这让我很困扰。后来，我有机会去一个畜牧设备公司工作，卖牢靠架和运输饲养车。

在一次出差的旅途中，我经过了比弗兰（Beefland）——西南地区最大的屠宰场。我把车停在了路边，看着工厂里的低矮建筑。它们是白色的，巨大的，令人印象深刻。我是在东部长大的，此前从来没有进入过屠宰场。我想到了在牢靠架中受我控制的牛。它们在为最终的，在这个巨大的白色厂房里命运做着准备。一切看起来都非常干净——类似医院的白色建筑物，一边有着木头的围栏，另外一边卡车在装卸台前排着队。我觉得自己似乎在围绕着梵蒂冈城转圈，试图找到一个入口。当我看着比弗

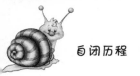

兰的时候，我希望动物们不会在屠宰场中被玷污。我希望它们可以被允许有尊严地死去，能够自己走进通道，而不是被鞭打或拖拽，我在想传出机器的轰鸣声的白墙后面究竟发生了什么。我决定要进入那间工厂看看它是如何运作的。这个决定变成了新的固恋。但不同于对玻璃自动门的固恋，这不是一个象征性的固恋。比弗兰是实实在在的。我不得不去面对所有的人类都会恐惧的事——死亡——并且试图找到生命的意义。

最终我看到了比弗兰的内部，并且惊讶于我淡漠的反应。牛只是走进了通道，然后"嗍"的一声，一切都结束了。每一只动物都被一个叫做气压系簧枪的装置的击中而即刻毙命。它会在动物的大脑内部深处击入一个可收回的探针，它所造成的痛苦远远要比动物在牢靠架当中被打标记或者注射疫苗时，被那些漠不关心的工人驱赶而受到的痛苦小得多。

在研究生学院的第二学年末，我从心理学专业转到了动物科学专业。从我对于骑马的喜欢，到对于安姨妈的农场，对于牛群和牢靠架的兴趣，似乎所有生命当中的步伐都是将我导向这一职业的。我做售卖牢靠架的兼职工作，与此同时也经常去畜牧养殖场，把专业换为动物科学似乎也是很自然的事情。

同样自然的是，我对挤压机器做了进一步的改进。在畜牧场中看到的由液压系统所驱动的限位槽，以及在乳品厂当中看到的由气压装置驱动的栅门之后，我决定在我的挤压机器上采用类似的系统。因此，我可以在挤压机器内部通过一个操纵杆来控制压力的强度。在研究了气压机械设备的工作原理以及学了一些工程原理之后，我在挤压机器上装载了一个汽缸和一个控制阀门。这个改进让机器变得更加令人放松，更舒适了。如果压力是逐渐增加和减小的，平稳的感觉就会冲淡所有的阻碍。起初这让我很害怕，我觉得自己非常脆弱。我在日记当中写道："也许这是对于打开一扇门，并且看到另一边是什么的恐惧。一旦这个门被打开了，并且我看到了另一边是什么，它就无法被否认了。"有时在挤压机器中，我感觉自己像是一个野兽，非常害怕被碰触。一开始我非常惶恐。但我逐渐地放弃了抵抗。这是对于挤压机器所做

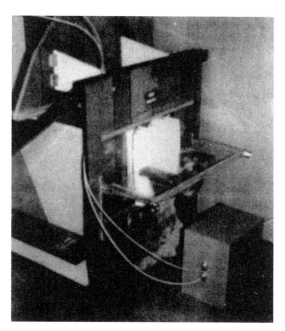

对于挤压机器设计和操纵的更多细节见附录 C

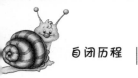

的第四次大的改进，每一次改进都更进一步松动了我对于触感的防御之墙。

1973年的圣诞节，我是在妈妈家里度过的，并且经历了有生以来最严重的一次神经发作。原因之一是，我一直以来的自闭综合征——在我周围的环境当中缺少熟悉的因素，另外一个原因是每年的这段时间，白天变得更短了。我在亚利桑那州居住已经有一段时间了，在畜牧场按照常规工作。现在突然，周围的环境、所发生的事情、遵循的生活习惯都改变了。我发现圣诞假期让我倍感压力，是因为如下几个原因：首先，我远离了自己的领域，无法控制周遭环境；我必须无时不刻不考虑其他人的需求；我远离了那些让我最感兴趣的事情，比如牛养殖场，以及牢靠架；我同样远离了我的挤压机器。另外一个因素是我的自豪感。我在我们州的农业杂志上发表了几篇文章。而在纽约，甚至没有人听过这本著名的杂志。我所做的努力似乎被低估了。

我跟母亲说了这些，她建议我写下我的所思所想，就像一个新闻报道任务，而主题就是我自己。她说："天宝，你有两个选择。你可以选择更容易的选项，回到亚利桑那州，或者你可以在这里住到27号，并且完成这个报道任务。"

我留了下来。也许我的某些症状是由以前的记忆所引起的。妈妈给了我她曾在我在学校中碰到各种各样困难的时候，写给精神科医生的信件。我震惊地发现我的一些行为曾经是多么怪异，而我的父母是多么地担心我。从信中我了解到，父母担心我没有办法过一个"普通"的生活。

通常去纽约看望妈妈的时候，我并不会麻烦自己去重新搭建一台挤压机器，但是随着假期一天天度过，我感到压力越来越大。我所有的精力似乎都用来阻止一次巨大的神经发作。我变得非常地恐惧，因为我觉得我好像退行了。最终，我重新搭建起了那台老机器，尽管非常不舒服（因为它是第一个模型），它还是缓解了我的一些症状。对一些人来说，我的挤压机器非常可疑，但对我而言，它具有两个重要的功能：第一，它提供了刺激（对于自闭症儿童而言，必要的刺激）和限制，可以帮助我放松下来；第二，它提供了一个温暖、柔软、舒适的环境，让我可以去给予和接受情感。

在阅读了关于我过去的评估和信件之后，我和妈妈聊了天。我想要去碰触她，告诉她她很特别。

在家里待了七天之后，我意识到了另一件事，牛、畜牧场和牢靠架对我来说是多么重要。这些事情都会让我感觉到这里似乎少了些什么。我知道，我对于工作非常投入，但是直到这次回家之旅，我才意识到我对此有多么地投入。

假期之后我回到了亚利桑那州，并且去看了畜牧场和比弗兰。我发现自己更能感受到动物们害怕和焦虑的感觉。今天，肉制品加工业者认识到，友善和人性化地对待动物，不仅仅能够提高雇员们的工作热情，以及他们对自身的价值感受，同样也会提高工厂的利润。被虐杀的动物，它的肉是不适合用做人类食物

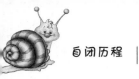

的，承受压力的动物，其肉的品质更低。

我在日记中写道："我发现，如果我把双手放在在比弗兰排队等候的动物身上，我可以感受到它们紧张的神经。有时，抚摸可以让它们平静下来。有人说，既然要杀掉它们，又何必对它们仁慈。对此，我的回答是：如果你的祖母在医院处于弥留之际，医生说，'她只是一个即将死去的病人，不用去理会她'，你的感受又是什么样的？"

等我回到畜牧场的时候，我发现我可以更加柔和地操纵牢靠架了。一些养牛工人会放任闸门击打动物的头部，而液压闸门则会重重地挤压动物的头部。而一位很友善的养牛工人，艾伦（Allen），他告诉我如何想象自己是牛，然后迅速轻柔地操纵牢靠架而不伤到动物。一个优秀的操作员可以让牢靠架像他双手的延伸那样去行动。我发现在操作牢靠架的时候，如果我很放松，牛群会更少地惊跳，动物们是可以感受到人类的紧张情绪的。

有一天，我在比弗兰用系簧枪杀掉了大约 20 头牛。工作的这一部分内容让我心绪复杂。那天晚上，当我回到家的时候，我没有办法去说我杀掉了它们。有那么几分钟，我觉得自己似乎是圣彼得，站在牛的天堂的门口。但我逐渐明白，成为系簧枪专家是一种关爱的艺术。有些矛盾的是，我在屠宰场学会了如何去关爱。

接下来的一年当中，我为一间大型畜牧机械制造公司工作，去设计更人性化的屠宰机械。我为我们公司赢得了为比弗兰建造新的通道和屠宰设备的合同。为动物们建造一条"通往天堂的阶梯"，远非只是设计一条通道通往某个混凝土房间的钢铁通道。所有的工作人员，也包括我，都投入到了这个项目当中。有些时候大家会产生冲突，但当这项工作完成的时候，我们都成了很好的朋友。

当这条"阶梯"初具模型的时候，大量的思绪向我涌来。我开始意识到生命是多么的珍贵。我想到了死亡，并且感觉自己离上帝很近。他赋予了人类凌驾于动物之上的权力，以便我们可以利用动物，但是现在毫无疑问的是，我比以往更加深信，动物也是上帝的造物；因此它们应该得到尊重的对待。

一天，我的一位盲人室友来参观了工厂。她俯身趴在牢靠架的挡板上，抚摸了牛。在这次拜访之后，她写下了如下的祷告文："通往天堂的阶梯是给那些渴望了解生命意义的人，而不是惧怕死亡的人的，通过对这些动物的尊重，你也可以去尊重你的人类同胞。触摸、倾听、铭记。"

我在日记当中写下了对牛的感情：

我俯身趴在牢靠架的挡板上，触摸牛的脊背。我对动物充满了同情，也许它感受到了这一点，因为它的恐惧减少了。几秒钟之后，这个动物将会变成牛肉。而它作为一个个体的本质将会返还给上帝。一个生命要存活，另一个生命就要死去。我对牛有了

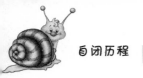

一种从未有过的亲密和尊重。

为了变得更有同理心，不只是在智力上，也是在心灵上。我意识到我不得不去真的杀掉这个动物。拒绝参与到杀戮的过程当中，是对于现实的一种否认。我很害怕站在系簧枪的平台上杀掉动物。用来杀掉肉用动物的机械已经取得了很大的进展。它操作简单，而动物也不会体验到痛苦。

人类具有意识，他们可以去理解其行动的意义和后果。具有生命之物，它生命的终结应该被尊重。这会帮助我进一步理解我自身存在的意义。为了理解这一点，我要去杀掉动物，但与此同时我对它们抱有一种尊重和友善的态度。杀戮是残酷的行为，但是残酷是大自然的一部分；友善也是大自然的一部分。如果你对动物缺乏尊重的话，杀戮的过程就会退化成工作流水线，而你自己也变成了一头野兽。另外一方面，许多人回避了动物是会死亡的这一事实。

一个尊重动物，尊重为了获取食物而种植植物的人会开启学习生命意义的第一步。人们说农民离土地更近。在现代技术社会当中，许多人都丧失了与土地的联系。他们逐渐迷失……

我尊重牛，抚摸它们，让它们获得安慰。家畜博览会的驯兽师总是很坚定地抚摸动物。研究表明轻柔的触摸有唤醒的效果，而坚定的触摸有镇静的作用。处在昏迷当中的病人当被另外一个人触摸的时候，血压会降低。通过把它们关在牢靠架中并抚摸它们，我驯服过布拉玛种和赫里福种的杂交牛。对于猴子和猪的研究表明，通过手的抚摸它们会变得安静，停止活动。舒适的触觉刺激会提高小鸡的内啡肽分泌水平。触觉刺激对于每个孩子而言是都是令人安慰的，而尤其对于自闭症的儿童，这是最基本的。克服触觉的防御，就像是驯服一个动物。初次被触碰时，动物颤栗、后退。逐渐地，它学会了去忍受，并且开始享受被抚摸。

慢慢地，我也体验到了与其他人更"普通的"情感联系。罗娜・金（Lorna King）亲曾经要我带一个七岁大的自闭症男孩去嘉年华会乘坐离心旋转机，因为她知道他跟我一样喜欢强烈的前庭和触觉刺激。之后，我在日记中写道：

当我和吉米（Jim）乘坐旋转机的时候，我完全忘记了我在旋转机里这件事情，而把注意力都集中在了吉米身上，以便确认他没有受到惊吓，我把我的胳膊环绕在他周围搂着他。那时我把我的防御丢在了一边，而在这次乘坐离心旋转机之后，我有点吃惊地意识到我的防御已经被克服了。和吉米一起乘坐离心旋转机，迫使我对另外一个人负责，我不再仅仅是对一台机器负责，如果他受到了惊吓，我是那个唯一他可以求助的人。

一开始的那个固恋最终变成了我致力终身的使命：通过设计更人性和便利的机械去提高农场动物的福祉。在畜牧业中，营养学和基因学领域所取得的进展，要远远超越于动物行为学和养育

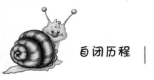

方式方面取得的进展。

在研究生的学习阶段，我的硕士论文的主题是为畜牧场设计牢靠架。在美国而言，这是第一批致力于研究农场动物行为的研究计划之一。对于牛的行为和养育方式的研究的这一领域，我所做的工作是开拓性的。我在学校的导师，他的研究领域是兽医学和营养学，他并不认为家畜的行为和养育方式是一个值得研究的主题。在这种情况当中，我的固恋成为了一个优势。它为我追寻自己兴趣的提供了必要的动力。为了达到一个目标，某种程度的固恋是必须的。否则我可能会说："哦，真倒霉。那我就写一个教授喜欢的主题吧。"固恋是人类的一个普通特质，但是自闭症人士会有更深程度的固恋。在完成了这篇论文之后，我在这个行业的专业刊物上发表了上百篇有关家畜养育方式的文章。

成年时，我克服了某些自闭症的倾向——我不再攻击别人，或者发出"哔哔"的尖叫，但某些地方我仍然有很严重的不足。我去维也纳报告一篇关于家畜饲养的论文时，我对于自己无法用德语交流而感到非常挫败。我发现自己似乎退回到了儿时运用单词句的阶段。当我迷失在一个陌生的城市当中时，我很难控制自己不去尖叫。在会议的过程当中我得了带状疱疹，带状疱疹是一种由压力引起的令人痛苦的神经末梢炎症。似乎成熟可以掩饰某些自闭症的特质，但是它们始终都在那儿。然而，我仍旧面对着来自全世界的科学家报告了我的论文，而它的引用量排在肉类研究者欧洲论坛的前四。

第十一章 工作、应对、生存

　　我的思维完全是视觉化的，因此有关空间的工作，比如说绘图，对我而言是非常容易的。我为养殖场设计了巨大的钢筋混凝土设施，但记住一个电话号码或者是在我的头脑当中做加减法却是非常困难的。如果我需要记住一个抽象概念，我会在脑海当中看见书的这一页，或者是我所做的笔记，然后把上面的信息读出来。旋律是唯一的一个我不需要使用图像就可以记住的东西。我很少能记住我所听到的事情，除非它唤起了我的情绪，或者我可以根据它形成一个视觉图像。当我想到一些比如人际关系这样的抽象概念时，我会使用一些视觉的类似物，比如说人们之间的关系就像穿越一扇玻璃自动门，它需要被轻柔地打开，否则就有可能关闭。研究表明图像可以用来有效地与自闭症儿童交流。另外一些研究表明，自闭症人士的书写语言通常要比口语发展得更好。即使现在我也会混淆一些发音类似的词语，比如说"over"和"other"。也会拼错一些单词，比如说"freight"和"receive"。我同样也会混淆左和右，以及顺时针和逆时针，除非

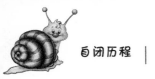

我用手来做一个辅助动作。

我已经有将近十年的时间都没去上过统计学的课程。以前我尝试修统计学课程的时候，第一次考试就没有通过。我无法在大脑已经在处理一个信息的情况下，同时去处理另外一个信息。在理解数学符号的同时解决一个方程式，对我而言是不可能的。

近期，我做过一系列面向成年人的测试，来测定我的能力以及缺陷。在希-内空间推理测试（Hiskey Nebraska Spatial Reasoning test）当中，我的测试结果是位于常模的最高值水平的。结论是："这个纸测验的最高值也许过低，因而不能准确地估算她空间视觉的出色能力。"这个测验是没有时间限制的。

在伍德考克-约翰逊测试（Woodcock-Johnson Test）当中，我在空间推理能力方面的表现，是位于比较低水平的，因为这是一个有时间限制的测试，需要快速完成。我完成的题目都是正确的，但是我并没有完成足够数量的题目，以便获得一个高分。测试的结果是："她有着高度视觉综合性的思维，这个思维可以整合大量的视觉材料，而且也倾向于使用视觉整体的方式来感知信息。"

当我设计设备的时候，会花很多时间去形成设备的视觉图像。在我画图纸的过程当中，这个图像逐渐呈现出来。当整个图像形成之后，我可以把牲畜和人放在当中，并想象他们在不同的场景下是如何行动的。我可以让这些图像在脑海中像电影那样动起来。我无法去想象非视觉性的思维是什么样的。

我在伍德考克-约翰逊测试当中的语句记忆、看图识字以及近义词-反义词这一项的得分非常高。在数字记忆这一项得分也比较好，因为我找到了一个通过测试的方法。我把数字大声重复念几遍。

我在"混合"这个子测试（识别出那些以每秒一个音节的速度被读出的单词）中的表现是小学二年级的水平。在视觉／听觉学习的测试（记住随机分配给某个符号的意义，比如▶意味着马，然后把这些符号翻译为英语）当中，我的得分也是二年级水平。我能够学会的符号是那些我可以用它去创造一个视觉图像的符号，比如一个人骑在马上举着旗帜。名词要比动词学习起来更加容易。

在分析综合的测试（找到等价的不同颜色的方块组合）当中，我的得分是四年级水平。我在注意力集中的过程当中时常会走神，它不会影响我画图纸和设计设备的能力，但是会对我跟随一堂统计学课程的思路造成极大的困难。

在概念形成的测试当中，我也处于四年级的水平。这个测试要求受测者识别出，一个彩色图形的集合不同于另一个集合当中的图形的一个或者几个特征。这个测试得分比较低的原因是，我需要在短时记忆系统当中保留一个概念，而与此同时，在看到的卡片当中挑出符合这个概念的卡片。问题在于，当我在寻找答案的时候，我会忘记这个概念。如果允许我写下这个概念的话，我认为我的分数会好很多。

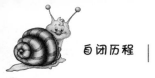

视觉注意测试是希-内测验的一个子测试，它也是一项我得分很低的测试。这个测试要求受测者先去看一系列的图片，然后在一大堆图片当中找出刚刚看到的图片，并且把它们按照正确的顺序摆放。我可以找到正确的图片，但是摆放顺序会出错。

另一个对我来说比较困难的是听写测试，它是底特律学习能力测试的一个子测试。这个测试提供了一个测量注意力的方式：从短时记忆当中提取一个听到的序列。受测者要回忆一系列听到的内容，并且把它们写在或者是描画在试纸的特殊格式上。这个测试要求集中注意力将信息保留在短时记忆系统当中，与此同时作出书写的动作。当我问路的时候，如果从加油站出来后要转三个以上的弯，我就不得不把它们写下来。我在许多次测试当中碰到的困难都在于，我没有办法在脑海当中保留一个信息的同时，去处理另外一个信息。我有很多诵读困难的表现，比如很难记住长的句子，学习外语很困难，会混淆发音相近的词，例如"revolution"和"resolution"，以及"over"和"other"，要使用视觉策略帮助记忆。

但是图像思考是一个设备设计师的绝对优势。我能够"看到"所有零部件是如何一起运转的，同样也能够看到可能存在的问题。有的时候一个习惯于条理性思考的人，会在设计当中犯一些错误，因为他们没有办法看到整体。让一个条理性思考者去设计机器的零件的难度，等同于让我去解一个统计学方程式的难度。在工业领域中，我多次看到过一个拿着高中文凭的优秀工人，成功地设计出了一个难倒了很多有博士学位的工程师的设备零件。有些时候，工程师会出一些在我看来显而易见的错误。很可能存在两种基本的思考方式，视觉型和条理型。社会应该去认可那些以视觉方式思考的人的价值。由教育测验部门（Educational Testing Service）所做的研究表明，20 年前的高中学生在视觉化三维物体的能力方面比现在的学生得分更高。托马斯·希尔顿，教育测试部门的高级研究员，他认为未来的工程师和设计师的能力可能都不及 20 年前的高中生。对于心理学测验结果的错误解释，可能给一个优秀的视觉思维者贴上低于平均智力水平的标签。爱因斯坦是一个视觉思考者，他没有通过高中的外语考试，因为他主要依赖视觉的学习方法。最近的研究表明，大脑左半球发育迟缓的人具有某些天赋。如果我们最终防止了自闭症和诵读困难，代价有可能是把一些具有潜在天赋的个体变成了能力平庸的人。

比如，对诵读困难者的大脑解剖表明，其大脑左半球皮质的发展是有异变的，神经元在错误的方向上发展。大脑左半球发展的异变，会使得大脑的右半球发展出更大的神经元通路。哈佛医学院的阿尔伯特·加拉布达（Albert Galaburda）指出："这样的神经元系统有助于解释传闻当中所表明的，在诵读困难者那里，超出普通比例的大量个体拥有音乐天赋、空间视觉能力，以及左利手。"

视觉化的能力有可能解释为什么诵读困难者会在大企业中占

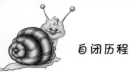
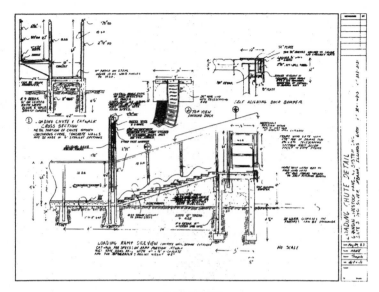

作者蓝印稿

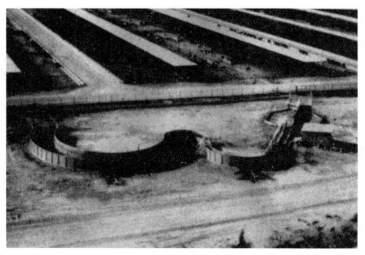

作者设计的屠宰系统的航空照片

据首席执行官的职位。他们拥有的全局视角，可以让他们以整体的方式指导事务，而不被卷入到细节当中。

与诵读困难者一样，自闭症患者大脑左半球可能也有异常。耶鲁大学的计算机轴向断层成像（CAT）扫描结果表明，某些自闭症儿童患者存在左大脑半球的异常。

人工智能方面的研究可能会带来一些启发。直到最近，所有的电脑都使用条理性运算方法去解决问题。在国家人工智能大会上，展示了波尔兹曼（Boltzman）模型机。这个电脑擅长网络算法，它以并行的网络方式，而不是以条理序列型的计算方式工作。视觉思维和并行的网络信息处理的过程，本质上也许是相似的。在一篇文献综述中，黛博拉·费恩（Deborah Fein）和她在波士顿的同事们共同指出："自闭症患者的神经元异常有可能要比目前理论研究表明的，有更加广泛和巨大的个体差异性。"这也许能够解释为什么有些治疗方式对某个自闭症儿童起作用，但是对另外一个孩子却不起作用。大脑的异常的部分，在不同的患者那里有巨大的差别。

我不再被我的神经所控制。药物盐酸丙咪嗪（Tofranil，每天 50 毫克）可以控制它们。我是从温德（P. H. Wender）和克莱因（D. F. Klein）发表在《今日心理学》当中的一篇文章中了解到这个药物疗法的。盐酸丙咪嗪调节了我的新陈代谢，并且减弱了我的中枢神经系统对于信息输入的敏感性。盐酸丙咪嗪减少了大脑当中肾上腺素能受体的敏感性。这个受体是大脑当中处理感

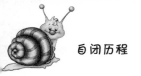

觉输入的神经通路的一部分。减少大脑的个个被称为"蓝斑核"的部位的受体敏感性，便减少了感觉刺激对大脑所产生的效果。这就好像调节了汽车汽化器的怠速螺钉。在服药之前，这个引擎总是超速运作。而现在这个引擎以一种普通的速度运作。

近期的研究表明，许多患惊恐发作的人，可能会通过抗抑郁的药物得到治疗。而这些惊恐发作的倾向似乎会遗传。

我已经不再疯狂地找寻生命的深刻意义了。当我不再受到驱使时，我也不再固恋于某件事了。四年以来，我很少写日记，因为抗抑郁的药物已经带走了大部分激情。随着激情的减退，我的事业以及畜牧设备设计的生意运转良好。自从我变得更放松了，我就与人们相处得更好了，并且，与压力相关的健康的问题，比如说肠绞痛，也消失了。但是如果我在 20 岁的时候就开始服用这些药物的话，我就不可能会完成我今天所做的事情了。只要"神经"和固恋没有因为由压力引起的健康问题，而毁掉我的身体的话，它们其实是强大的驱动力。在某些人那里，自闭以及诵读困难可能是一些发展过度的普通特质。一定量的焦虑和固恋对于一个人去完成事情而言是必要的。

今天，我取得了在事业方面的成功。我的足迹遍布美国、欧洲、加拿大以及澳大利亚的牧场、养殖场和屠宰厂，为它们设计畜牧设备。我自身的经验让我能够共情要走进这些机械设备的动物，也会帮助我去设计更适合的设备。比如我设计的围栏和挡板陷坑是圆的。这个设计的初衷是因为牛群更容易跟随一条曲线的路径。这个设计所考虑的两个因素是，首先，牛群不会看到另一边发生了什么，而因此受到惊吓；其次，这个设备的曲线设计符合动物的自然行为特征。因此原则是考虑到动物自身的行为特征，而不是与之相悖。我认为同样的原则也适用于自闭症的孩子。与他们合作，而不是去对抗他们。发现他们隐藏的天赋，并且去发展它们。我也在伊利诺斯大学攻读动物科学的博士。我论文的主题是，环境对于动物行为以及中枢神经系统发展的影响。由格里诺（W. T.Greenough）及其同事在大学当中进行的研究表明，大脑具有很强的可塑性，并且会对外部环境中的刺激作出反应。甚至是成年人的大脑也会不停地发展出新的神经通路，以及负责感知刺激的神经连接。

如你们所知，我付出了大量的精力和时间去了解自闭症的神经系统——不只是为了更好地理解我自己，同样也是为了以一个科学的视角来看待我自身的经验，而这有可能会帮助到其他人。近几年来，我在许多帮助自闭症儿童的父母、治疗师以及老师的工作坊当中发言。在一次演讲过后，我的朋友洛娜·金（Lorna King）——同样也发表了演讲——写信给我：

亲爱的天宝：

上周，我在芝加哥听到了你的演讲。我不禁回忆起十二年前，我在凤凰城第一次听到你讲话的情景，那是在当地的一个自闭症儿童父母的互助会上。尽管当时参与的人并不多，但你明显

127

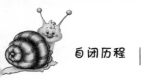

非常紧张和"紧绷"。你讲话时有很大的压力，声音几乎是爆破式的。你保持着笔挺的身体姿态，并且当有人坚持要跟你握手的时候，你显得非常不舒服。

而在芝加哥的演讲时，发生了如此之大的变化！你看起来非常自如、平和，你的演讲充满了幽默，而观众对也此非常欣赏。你能够很自如地回答问题，并且在休息期间可以融入人群中，毫不犹豫地与人们握手，整个过程都表现得非常平静、有自信。

你以前的那个状态似乎已经消失了。以前从一个主题过渡到另一个主题对你来说非常地困难，而且我明白，即使你知道这一点，你也没有办法阻止自己。但是现在，似乎这一切都是过去了。

你在持续地成长和发展，这是一件多么美妙的事情啊！对于我们其他人而言，你是一个激励人心的好榜样。

她的信让我想起了最近读到的一篇有关"请勿触碰"政策的论文，这涉及当今的幼儿园、学校，以及其他儿童机构。我理解这个原因——虐待儿童是一项非常严重的犯罪，但也需要在其中找到一个平衡。如果一个老师想要去祝贺出色地完成了某个任务的孩子时，却说："拍拍你自己的后背吧"，这将变得多么可笑并且不会让人感到丝毫的安慰。所有的孩子都需要触觉刺激，而自闭症的孩子恰恰需要得更多。

第十二章 自闭症和真实世界

你已经了解了我的故事，也看到了我是如何穿过一系列象征性的门而进入这个真实世界的。但对于深度卷入和关心自闭症童年期的父母和专业人员而言，这对于你们意味着什么呢？

首先，像所有的孩子一样，每个自闭症儿童都是不同的。对一个孩子有效的工作方法，可能对另一个孩子完全不起作用。也确实存在一些适用于所有人类努力的，获取知识和能力的原则。目标是观察并找到对于每一个自闭症儿童而言适合的模式。然后从此处出发。

寻找令你的孩子感兴趣的东西，并且抓住使他着迷的点。比如他站在马桶旁边，一整天都在冲马桶，那么问问你自己，是声音、冲水手柄、还是这个因果关系令他着迷？从这里出发，把它导向其他的领域。

还是一个孩子的时候，我喜欢旋转。嘉年华会的旋转机令我痴迷，我会在里面待上几个小时。某些研究表明，如果没有引发癫痫的话，旋转会帮助内耳（前庭）机制去调节平衡，感觉以及

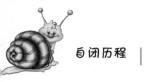

运动协调。请注意，引发恶心并不是旋转的目标，引发眼球震颤（在身体寻找平衡的过程中，眼睛的快速运动）才是。

我同样认为挤压机器可以帮助自闭症儿童克服他们的触觉防御系统，以便他们可以允许其他人碰触自己，以及接受他们的情感。如果自闭症儿童可以学会接受情感的话，那么这反过来也会帮助他去学习如何关心其他人。研究中所提到的一些高功能自闭症的案例缺乏同情心的情况，可能可以避免。挤压机器以及在感觉统合治疗当中所使用的其他高强度压力刺激，可以平息一个过度唤起的神经系统，并减少过动现象。现在已经有一些受到A. 简·艾尔斯（A. Jean Ayres）所发展的方法训练出来的感觉统合专业人士了。

做一个细心的观察者。不仅仅去观察孩子被什么所吸引（比如说，不停地冲马桶），也同样要去观察是什么让孩子不舒服。像许多自闭症儿童一样，我无法忍受过大的噪音，也没有办法忍受热烈的拥抱。我感觉自己要窒息了。而我喜欢把东西拼装在一起，比如说搭建视物变形小屋的模型。

通常，一些专业人士喜欢说如下的话语："哦不，比利不要那样做（或者不能那样做）。我两年前做过测试。"但测试是两年以前，并不是现在。观察、评估测试，需要定期进行。孩子，当然也包括自闭症的孩子，在持续地发展变化。

鼓励自闭症儿童使用他的肌肉运动感知觉，去驱动他学习和训练身体的肌肉组织。我的触觉感知是过度敏感的——是一种触觉感官的防御。我的肌肉运动感知觉是身体的一扇大门。触感是主要的学习来源。不仅仅对于自闭症儿童，也对于所有的儿童而言，都要更多地使用触觉。给孩子们提供各种各样的物质和材料——羊毛、砂纸、黏土、丝绸——让他们去学习，让他们在比如黏土和湿沙中作画。音乐和有节奏的活动，同样也强烈推荐给自闭症儿童的。不会讲话的自闭症儿童，有的时候会唱出一些他们还不会讲的词语。

所有人都需要一个私密的场所。自闭症儿童也需要他们私密的场所，在其中他们可以隐藏，可以撤回到自己的世界中。总之，自闭症是一个"内部的"障碍，自闭症的儿童需要他们自己的藏身之处带来的安全感。我有我自己的，对我来说，那是一个我可以去思考和整合自己的地方。

在给自闭症儿童提供宠物方面要多加小心。因为感知的失调，虐待宠物总是会不时发生的。首先，给孩子一个柔软的毛绒玩具，去抚摸和宠爱。当这个孩子已经清楚地明白如何照顾动物的时候，再引入一个真的宠物。让这个孩子能够去抱它，宠爱它。有越来越多的证据表明宠物可以在治疗过程中提供很大的帮助，这不仅对于自闭症儿童有效，也对于年老体弱的人有效。

行为治疗技术也是另外一种跟自闭症患者工作的方式。但是这个技术的一个困难在于，自闭症患者，通常很难泛化一个任务。比如说，一个自闭症孩子，学会了去使用勺子吃冰淇淋。他

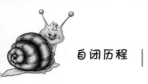

会把他所学习到的这个技能，应用到用勺子喝汤这件事情上吗？通常一个自闭症儿童可以学会一个任务，但是却不能把这个新的技巧应用到其他任务当中去。他们会一个一个地去学习每一个任务，并把每一个都当做新的任务。但是请注意，当泛化发生的时候，你的孩子离现实更进了一步。

请注意自发反应。当我向另外一个小孩丢书的时候，我在这么做时并没有思考。训斥一个自闭症的孩子会引起行为的转变和改善，但是通常，孩子都没有办法去控制这种反应。

注意饮食。身体需要一个均衡的营养以便保持平衡。通常自闭症的孩子没有一个内在的机制去生产和加工他的需要。矿物质有助于维系有机体的平衡（内稳态）。许多自闭症的孩子都缺乏锌元素，根据艾伦·科特（Allan Cott）博士的研究，有时会有铜元素的过量——这是两种血液和免疫系统的基本微量元素。为了知道孩子是否真的缺乏锌元素（它对于内耳的发展和前庭的反应具有决定性的重要性），需要去找一个专科医生去做一个八小时的葡萄糖耐量试验。圣地亚哥（加利福尼亚）儿童行为研究所的伯纳德·里姆兰德（Bernard Rimland）带头做了许多研究，这些研究表明，维生素 B6 和镁元素被证实是对许多自闭症儿童有帮助的。其他的一些研究者也证实了他的发现。儿童也应该测试过敏源。在用药之前请先做这些测试。

许多自闭症患者都有严重的食物过敏。有时，当引发过敏的食物被从食谱上取消时，行为有时会产生明显的改善。会引起过敏的常见食物是：牛奶、小麦、玉米、西红柿、巧克力、糖和蘑菇。去咨询一个了解食物过敏对行为产生的影响的专家。

华盛顿的玛丽·库尔曼（Mary Coleman），在研究自闭症患者的新陈代谢缺陷。某些类型的自闭症很有可能会受益于会校正新陈代谢系统缺陷的特殊食谱。

注意不要给孩子过量的药物。当药物有效果的时候，确实很好。盐酸丙咪嗪对我而言是很神奇的药物，但是对其他的人却可能很糟糕。给孩子们过量的药物可能会非常的危险。我个人的意见是，在童年期尽量长时间地避免使用药物，只把它作为最后的求助方式。服用药物的时候，每次只使用一种药物，并且仔细评估它的效果。如果同时给孩子服用多于一种药物的话，就很难去评判它们的效果。考虑到儿童药物通常只会掩盖症状，但如果找到了那个真的可以矫治或补偿生物化学系统缺陷的药物的话，它是非常有用的。一旦找到了那个有效果的药物，使用最小的有效剂量。

维持一个稳定的、有秩序的和安全的环境。如果日常生活当中有非常多的变数的话，自闭症的孩子没有办法普通生活。每天都按照顺序来安排事情，一天的开始，首先起床，然后洗漱，之后吃早餐等。自闭症的孩子无法在他的世界当中安排秩序，而你们必须为他的环境提供支持。自闭症的孩子有可能不按照这个节奏运作，但是这个节奏是有意义的。

自闭症的孩子听到了什么呢？有时，我听到了并且也理解，

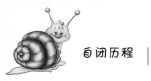

但是另外一些时候，声音跟话语对我的大脑来说，就像是一辆全速冲刺的载货火车所发出的无法忍受的噪音。很多人集会所发出的噪音和混乱会完全淹没我的感官。注意对自闭症的儿童所说的话语。尽量使用简短的语句。看着自闭症的孩子讲话，因为他们会学习去阅读整个身体——而不仅仅是话语。如果有必要的话，托着孩子的下巴，并进行眼神交流。这对一个自闭症的孩子而言非常的困难。他们的眼睛似乎在看那个跟他讲话的人之外的所有东西。试着让谈话具有戏剧的张力。让你的孩子能够通过你的微笑阅读到幸福，通过你撅起的嘴巴读到你的不开心。这些面部表情会在很大程度上帮助孩子去看你的眼睛，面部和身体。不要用一种单调的方式讲话，去强调一些关键词，比如："你画的兔子真**可爱**呀！"

至于固恋，试着把它们引导到积极的活动当中去。朝着目标坚持不懈会制造奇迹。高功能自闭症的成年人，可以独立生活，做一份工作，这个工作通常是和他们童年期的固恋在相同领域的工作。一个童年期起就对数字很着迷的男性，在财政效率报告方面的工作会很有成就。

寻求专家的帮助。了解不同的观点。加入当地的残疾儿童协会。了解最新的进展：新的方法，新的治疗研究。一定要跟其他的父母保持联络。

今天我是一个成功的畜牧设备设计师，有我自己的公司。有谁会想到这是曾经的那个"怪物"。我再一次看了同学聚会的邀请，我想我会去的。毕竟，伴随着家庭跟其他人的帮助以及爱，我走过了很长的路——非常，非常长。用我图像思考的能力，我可以看到其他被贴着自闭症标签的人，正在通过属于他们的象征性的门，通往他们自己的成功。

附录 A

儿童行为研究机构
加利福尼亚州，圣地亚哥市
亚当斯大道 4182 号
(619) 281-7165

信息报告表
行为障碍儿童诊断量表：表 E-2

1. 量表 E-2，旨在将早期儿童自闭症患者［EIA，又称经典性自闭症或肯纳症（Kanner's syndrome）］，从广义上被称为患有"自闭症""儿童精神分裂症""自闭症样"等的儿童中区分开来。这些被笼统地描述为"自闭症"或"自闭症样"的儿童中，只有约 10% 的儿童符合 1943 年里奥·肯纳（Leo Kanner）提出的定义严密的早期儿童自闭症。

2. 量表 E-2 是由孩子的父母来填写的。多数情况下，患有自闭症和类似病症的儿童，其行为模式往往在五岁之后变化显著。因此，量表 E-2 的所有问题都与此类儿童从出生到六岁间的行为、表现和病史等有关。而其六岁以后的行为就不那么具有诊断性了。

3. 量表 E-2 用于诊断早期儿童自闭症，服务于**生物学研究**（即生物化学、细胞遗传学、脑电图、药物等方面）。生物学研究中，知晓儿童的**确切**诊断尤为重要。研究人员的首要兴趣是将肯纳症病例同更广泛的自闭症病例区分开来，因为他们发现了肯纳症和其他类型的自闭症（如 1，2，4）之间的某种代谢差异。

4. 设计量表 E-2 不是基于使确诊儿童能够参与教育或康复项目的目标，而去诊断一名儿童是否患有自闭症。特殊教育将惠及几乎所有被认为患自闭症、精神分裂症等的儿童，因此，量表 E-2 不是一个健全有效的工具，它既不能给予儿童参与学校项目的资格，也不能将其排除在外。

5. 儿童行为研究机构的档案显示，截至 1980 年 2 月，机构对来自 40 个国家的 6700 多名儿童完成了测试。为方便机构研究，大部分量表由家长直接邮寄。其他量表则来自 400 多名与机构合作的专业人士，机构针对他们提交的病例向其发放了 E-2 评分报告。

6. 量表 E-2 好像一个测试（3），以此判断一名儿童是否是儿童自闭症的典型案例。每道问题中符合早期儿童自闭症（EIA）的（迹象或症状）特点记作**加**（＋）1 分，非早期儿童自闭症方向的答案记作**减**（－）1 分。该儿童的总"分数"是其 EIA（＋）和非 EIA（－）分数之间的差。以此可得出三个分数：

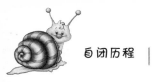

a）**自闭症行为分数**：表明该儿童与典型的 EIA 儿童的行为相似程度。行为分数从－35 到＋40 不等。

b）**言语分数**：表明该儿童与典型的 EIA 儿童在言语模式上的相似程度。言语分数为 6 分或更高，表示该儿童的言语与肯纳症儿童非常相似。哑巴儿童（自闭症儿童中约 50% 是哑巴）在言语量表中的分数几乎是 0。言语分数从－10 到＋14 不等。

c）**总分**：言语和行为分数的总和。分数超过＋20 则表明，该儿童很可能是一个典型的 EIA 案例。在被称为患有"自闭症"的儿童中，只有大约 10% 的儿童总分超过＋20。几项研究显示，分数超过＋20 的儿童与分数较低的儿童之间存在重要的生化差异。设计 E-2 诊断检查表，正是为了促进此类研究。总分从－40 到＋45 不等。三个量表中任何一个低分或负分都表明该儿童的言语和行为模式与典型的患有 EIA 的儿童不同。但这并不能说明该儿童不是"自闭症"（即人们通常认为的自闭症），也并不意味着该儿童没有资格或权利参与为自闭症儿童所设计的学校项目。

7. 等以后有了足够多可以利用的资源，研究人员计划对量表 E-2 数据库进行广泛的计算机分析，以期为每一位向机构提交量表 E-2 的儿童提供更详尽的信息。为了学习研究，我们希望有一个精密的计算机模式分析程序（已经有几个正在考量中），能够协助生物方向的研究人员对其余90%的"自闭症"儿童——那些不是典型肯纳症的案例——进行分类，将其分为更小的有意义的同质亚群。未来，此种分类会对科研人员有很大帮助。完成这项工作后，儿童行为研究机构会向家长或此前提交量表的专业人士汇报所有案例的结果。

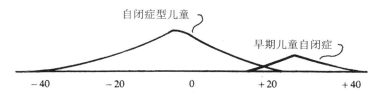

图1　量表E-2所得"自闭症"总分的频数分布。重叠曲线描述了真实自闭症案例与自闭症型儿童之间分数分布的假设分离。

参考文献

1. Boullin, D., M. Coleman, R. O'Brien. "Abnormalities in Platelet 5-Hydroxytryptamine Efflux in Patients With Infantile Autism." *Nature, 226,* 1970, 371-372.

2. Boullin, D., M. Coleman, R. O'Brien, B. Rimland. "Laboratory Predictions of Infantile Autism Based on 5-Hydroxytryptamine Efflux From Blood Platelets and Their Correlation With the Rimland E-2 Score." *Journal of Autism and Childhood Schizophrenia, 1,* 1971, 63-71.

3. Rimland, B. "The Differentiation of Childhood Psychoses: An Analysis of Checklists for 2,218 Psychotic Children." *Journal of Autism and Childhood Schizophrenia, 1,* 1971, 161-174.

4. Rimland, B. "Platelet Uptake and Efflux of Serotonin in Subtypes of Psychotic Children." *Journal of Autism and Childhood Schizophrenia, 6,* 1976, 379-382.

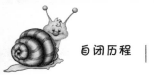

姓　名	编号	行为	E-2 分数 言语	总分
天宝·葛兰汀	7298	＋13	－4	＋9
————	——	——	——	——
————	——	——	——	——
————	——	——	——	——
————	——	——	——	——

儿童行为研究机构出版编号 38　　　　**1980 年 2 月**

行为障碍儿童诊断量表

（表 E-2）

（出生前）_____

该儿童此前是否接受过诊断？ _____

如果是，诊断结果是什么？ _____

诊断人：_____

受诊处：_____

说明：请您填写这份关于您孩子的问卷，以便提供研究信息，帮助您进一步了解儿童行为障碍的原因和类型。请选出每道问题中您认为最准确的一个答案。如果您想评论或添加关于某道问题的信息，可在该问题旁的空白处留言。您还可以圈出问题的题号，将题号写在问卷背面并留下评论。我们欢迎您的留言，即便如此，也请您尽量标记表中的问题。请注意，每一道问题只需选择一个答案且用"×"标记。

若能在另外纸张附上任何您认为有关该儿童及其兄弟姐妹的重要信息，将会对我们有很大帮助。［例如：双胞胎（在世或去世）；行为问题；智商（不知道可不填）等。］

每一道问题请用"×"标记一个答案。

请勿跳过主要问题。请注意容易被忽略的次要问题（没有沿左边线对齐的问题）。

*注意：该评量表主要为 3 至 5 岁儿童设计。若您的孩子年龄超过 5 岁，回答问题时请尽可能回忆其 5 岁以前的行为举止。

1. 目前孩子的年龄：

  __×__ 1. 未满 3 岁

  _____ 2. 3 至 4 岁

  _____ 3. 4 至 5 岁

  _____ 4. *5 至 6 岁

  _____ 5. *6 岁以上（年龄：____岁）

2. 孩子的性别：

  _____ 1. 男

  __×__ 2. 女

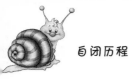
3. 孩子的出生顺序及母亲其他子女的人数：

      ____ 1. 孩子是独生子女

      × 2. 孩子是 4 个小孩中第一个出生的

      ____ 3. 孩子是一个小孩中最后一个出生的

      ____ 4. 孩子是排在中间；一个小孩比他 / 她年长，一个小孩比他 / 她年幼

      ____ 5. 养子 / 女，或不知道。

4. 母亲是否正常怀孕并分娩？

      × 1. 怀孕和分娩均正常

      ____ 2. 怀孕和分娩均出现问题

      ____ 3. 怀孕时异常，分娩正常

      ____ 4. 怀孕正常，分娩时异常

      ____ 5. 不知道

5. 母亲是否早产（孩子出生体重低于 5 磅）？

      ____ 1. 是（早于预产期约____周；____磅）

      × 2. 否

      ____ 3. 不知道

6. 孩子出生第一周内是否输过氧？

      ____ 1. 是

___×___ 2. 否

_____ 3. 不知道

7. 孩子出生几周后的外貌：

_____ 1. 外表苍白瘦弱

_____ 2. 外表异常健康

___×___ 3. 外表正常，不知道，或其他

8. 孩子出生时和婴儿时期的异常情况（只需标记左栏编号的其中一个）：

_____ 1. 异常情况（指：失明_____、脑性瘫痪_____、新生儿产伤_____、癫痫_____、蓝婴症_____、严重高烧_____、黄疸病_____、其他_____）

_____ 2. 双胞胎（同卵、异卵）

_____ 3. 1 和 2 都有

___×___ 4. 正常，或不知道

9. 婴儿出生 3 个月的健康状况：

___×___ 1. 身体健康，无异常

_____ 2. 呼吸（经常感染_____、其他_____）

_____ 3. 皮肤（起疹_____、感染_____、过敏_____、其他_____）

_____ 4. 进食（学会吮吸_____、疝气_____、呕吐_____、其

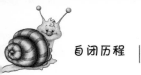
他____)

____ 5. 排泄（腹泻____、便秘____、其他____）

____ 6. 以上几项（指：2____、3____、4____、5____、6____）

10. 孩子是否拍过脑电图（EEG）?

　×　1. 是，脑电图显示正常

____ 2. 是，脑电图显示边缘状态

____ 3. 是，脑电图显示异常

____ 4. 否，或不知道，或不知道结果

11. 孩子出生第一年，是否对明亮的灯光、色彩或异常声音等作出反应?

____ 1. 反应异常强烈（愉悦____、厌恶____）

____ 2. 异常迟钝

　×　3. 正常，或不知道

12. 孩子行为异常之前是否有一段时间表现正常?

____ 1. 从未有一段时间表现正常

　×　2. 出生后的前 6 个月表现正常

____ 3. 出生后的前 1 年表现正常

____ 4. 出生后的前 18 个月表现正常

____ 5. 出生后的前 2 年表现正常

_____ 6. 出生后的前 3 年表现正常

_____ 7. 出生后的前 4—5 年表现正常

13. （4—8 个月）母亲走向孩子时，孩子是否伸出手或者准备被
    抱起来?

　　　 _____ 1. 是，我认为是这样

　　　 _____ 2. 否，我不认为他 / 她这么做过

　　　 ✕ 3. 否，绝对没有

　　　 _____ 4. 不知道

14. 孩子是否像婴儿一样在自己的床上摇晃?

　　　 _____ 1. 是，经常这样做

　　　 _____ 2. 是，有时这样做

　　　 _____ 3. 否，或几乎不这样做

　　　 ✕ 4. 不知道

15. 孩子在几岁时学会独立行走?

　　　 _____ 1. 8—12 个月

　　　 ✕ 2. 13—15 个月

　　　 _____ 3. 16—18 个月

　　　 _____ 4. 19—24 个月

　　　 _____ 5. 25—36 个月

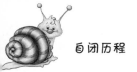

    ____ 6. 37 个月或更大，或无法独立行走

16. 以下哪一项说明了孩子从爬行到行走的转变？

    _×_ 1. 从爬行到行走转变正常

    ____ 2. 很少或不爬行，逐渐开始行走

    ____ 3. 很少或不爬行，突然开始行走

    ____ 4. 长时间爬行，突然开始行走

    ____ 5. 长时间爬行，逐渐开始行走

    ____ 6. 其他，或不知道

17. 孩子出生的第一年是否展现出异乎寻常的智力？

    ____ 1. 可能是高智力

    _×_ 2. 可能是平均智力

    ____ 3. 孩子看上去有点迟钝

18. 孩子出生后的前两年，是否喜欢被人环抱

    ____ 1. 喜欢被人抱起来；喜欢被人环抱

    ____ 2. 被人环抱时消极且无力

    _×_ 3. 你可以抱起孩子，但只能依照他／她偏好的时间和

    方式

    ____ 4. 对于拥抱有明显的僵硬和笨拙

    ____ 5. 不知道

19. 孩子在 3 岁以前是否模仿过他人？

    ____ 1. 是，挥手告别

    ____ 2. 是，玩拍手游戏

    ____ 3. 是，其他（_____）

    ____ 4. 以上 2 项或更多项（哪几项？ 1____、2____、3____）

    _×_ 5. 否，或不确定

20. 孩子在 3 岁以前是否拥有异常优秀的记忆力？

    ____ 1. 对歌曲、旋律、电视广告等的过人记忆力（词语记忆）

    ____ 2. 对歌曲、音乐的过人记忆力（仅哼唱旋律）

    ____ 3. 对名字、地点、线路等的过人记忆力

    _×_ 4. 没有明显的过人记忆力

    ____ 5. 记忆力明显很差

    ____ 6. 1 和 3 均符合

    ____ 7. 2 和 3 均符合

21. 您是否怀疑过孩子几乎耳聋？

    _×_ 1. 是

    ____ 2. 否

22.（2—4 岁）孩子是否对某些声音"耳聋"但能够听见其他

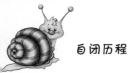

声音？

　　__×__　1. 是，对很响的声音"耳聋"，但能够听见低声音

　　____　2. 否，他 / 她不是这样

23. （2—4 岁）孩子是否以奇怪的姿势握住双手？

　　__×__　1. 是，有时或经常如此

　　____　2. 否

24. 孩子是否在很长一段时间着迷于节奏性活动或摇晃活动（例如摇摇马、摇椅、跳跳椅或秋千等）？

　　__×__　1. 是，这是典型表现

　　____　2. 很少这样做

　　____　3. 他 / 她不这样做

25. （2—4 岁）孩子是否曾经"看透"或"穿过"人群，仿佛他们不在那里一样？

　　__×__　1. 是，经常如此

　　____　2. 是，我认为是这样

　　____　3. 否，他 / 她不这样做

26. （2—5 岁）孩子对吃或嚼的东西是否有不同寻常的渴求？

　　____　1. 是，盐或咸的食物

_____ 2. 是，经常咀嚼金属物体

_____ 3. 是，其他（_____）

_____ 4. 是，超过以上两项（有哪些？）

__×__ 5. 不，或不确定

27.（2—4 岁）孩子是否有某种奇怪的饮食习惯，比如拒绝喝透明容器中的水，只吃热（或冷）的食物，只吃一两种食物等？

_____ 1. 是，没错

__×__ 2. 不，或并不明显

_____ 3. 不知道

28. 您会用经常像是"在壳子里"、遥不可及或"陷入沉思"这类描述形容孩子在三四岁时令您难以靠近的状况吗？

__×__ 1. 是，这是非常准确的描述

_____ 2. 他 / 她偶尔会这样

_____ 3. 不是准确的描述

29.（2—5 岁）他 / 她是否是一个喜欢拥抱的孩子？

_____ 1. 当然，他 / 她喜欢紧紧抓住大人

_____ 2. 高于平均水平（喜欢被环抱）

__×__ 3. 不，对于拥抱表现出明显的僵硬和笨拙

_____ 4. 不知道

30.（3—5岁）孩子是否故意击打或撞击自己的头？

  × 1. 从不，或很少这样做

_____ 2. 是，通常用手拍打自己的头

_____ 3. 是，通常用头撞击别人的腿或头

_____ 4. 是，通常用头撞击墙壁、地板、家具等

_____ 5. 以上几项均符合（哪些？ 2_____、3_____、4_____ ）

31.（3—5岁）孩子的身体协调能力（跑步、行走、平衡、攀爬）达到怎样的程度？

_____ 1. 行动非常优雅自如

  × 2. 超出平均水平

_____ 3. 略低于平均水平，或十分低下

32.（3—5岁）孩子有时是否会像陀螺一样旋转？

_____ 1. 是，经常这样做

  × 2. 是，有时这样做

_____ 3. 是，如果你让他/她这样做的话

_____ 4. 否，他/她没有旋转的迹象

33.（3—5岁）孩子在用手指做精细工作或摆弄小物件方面的熟练程度如何？

  × 1. 异常熟练

_____ 2. 所在年龄段的平均水平

_____ 3. 略显笨拙，或非常笨拙

_____ 4. 不知道

34.（3—5 岁）孩子是否喜欢转动瓶盖、硬币或杯垫之类的物品？

__×__ 1. 是，经常如此且在相当长的一段时期这样做

_____ 2. 很少，或从未这样做

35.（3—5 岁）孩子是否在下列任何选项中展现出不同寻常的技能水平（比同龄的正常儿童高出很多）：

_____ 1. 组装七巧板或类似拼图

_____ 2. 算术运算

_____ 3. 能说出一周当中的某一天的日期

_____ 4. 出色的音高辨识

_____ 5. 投掷和 / 或接球

__×__ 6. 其他（ *素描—色彩画—手工艺* ）

_____ 7. 以上多项均符合（哪些？ _____ ）

_____ 8. 没有不同寻常的技能，或不确定

36.（3—5 岁）孩子高兴时是否上蹿下跳？

_____ 1. 是，这是典型表现

_____ 2. 否或很少这样做

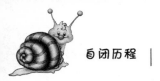

37. （3—5岁）孩子有时是否将物品按相等间隔准确排列，并坚决不将其打乱？

　　____ 1. 否

　　× 2. 是

　　____ 3. 不确定

38. （3—5岁）孩子是否很长时间拒绝使用自己的双手？

　　____ 1. 是

　　× 2. 否

39. 孩子在5岁以前是否有过强烈坚持听音乐唱片的时候？

　　____ 1. 是，坚持只听特定的唱片

　　____ 2. 是，但几乎所有唱片都可以

　　____ 3. 喜欢听，但并不做要求

　　× 4. 对唱片没有特别喜好

40. （3—5岁）孩子对火炉、吸尘器这样的机械物品有多感兴趣？

　　____ 1. 很少或根本没有兴趣

　　____ 2. 一般兴趣

　　× 3. 着迷于特定的机械物品

41.（3—5 岁）孩子做某件事被打断时通常有怎样的反应？

　　____ 1. 很少或从不难过

　　　×　 2. 有时会有些沮丧；很少会非常难过

　　____ 3. 通常会很难过

42.（3—5 岁）孩子是否乐意接受新物品或服饰（鞋子、外套等)？

　　____ 1. 通常抗拒新衣物

　　　×　 2. 似乎不介意，或表示喜欢

43.（3—5 岁）孩子是否因某些"不对"的东西而不高兴（比如墙上的裂缝，地毯上的斑点，书架上斜靠的书，椅子坏掉的横档，人手拿烟斗却不吸烟等)？

　　____ 1. 并无特别之处

　　　×　 2. 是，此类事情经常令他很不高兴

　　____ 3. 不确定

44.（3—5 岁）孩子是否遵循复杂的"仪式"，若不如愿，他 / 她就会很不开心（比如把许多娃娃按一定的顺序上床睡觉，在两处间走完全相同的路线，按照某个模版穿着，或坚持在特定情况下只使用特定的单词)？

　　____ 1. 是，没错

　　　×　 2. 不确定

　　____ 3. 否

45.（3—5 岁）如果改变某些孩子已经习惯的事物（比如家具或玩具的布置、某些必须打开或关闭的门等），他 / 她是否会感到非常不高兴？

　　＿＿＿ 1. 否

　　＿＿＿ 2. 是，当然

　　　×　 3. 有些符合

46.（3—5 岁）孩子是否具有破坏行为？

　　　×　 1. 是，这绝对是个问题

　　＿＿＿ 2. 没有故意或严重破坏行为

　　＿＿＿ 3. 没有特别的破坏行为

47.（3—5 岁）孩子的身体是否异常柔韧（抱起来很轻松；柔软得像能融化在您的臂弯里）？

　　＿＿＿ 1. 是

　　＿＿＿ 2. 这方面似乎正常

　　　×　 3. 绝对不柔韧

48.（年龄 3—5 岁）以下哪一项或两项描述组合最能形容孩子的性格？

　　＿＿＿ 1. 过度活跃、动来动去、在事物之间转变很快

_____ 2. 长时间安静地看电视

_____ 3. 长时间静坐、凝视天空或漫无目的重复摆弄物体

_____ 4. 1 和 2

_____ 5. 2 和 3

__×__ 6. 1 和 3

49.（1—3 岁）孩子是否希望自己讨人喜欢？

_____ 1. 是，非常希望

_____ 2. 只是一般程度

__×__ 3. 对此无动于衷；独处时最开心

50.（3—5 岁）孩子是否敏感和 / 或感情丰富？

__×__ 1. 对批评敏感且感情丰富

_____ 2. 对批评敏感，不感情丰富

_____ 3. 对批评无感，感情丰富

_____ 4. 对批评无感也不感情丰富

51.（3—5 岁）是否能将孩子的注意力引到有一定距离的物体上或窗外？

__×__ 1. 是，没有特殊问题

_____ 2. 他 / 她很少去看遥不可及的物体

_____ 3. 他 / 她只用手指和嘴巴试探物体

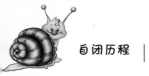

52.（3—5 岁）别人是否认为这个孩子特别有吸引力？

　　　×　 1. 是，很好看的孩子

　　　　　 2. 否，只是正常

　　　　　 3. 外表有缺陷

53.（3—5 岁）当别人和孩子说话时，他 / 她是否抬起头看他们
（直视他们的眼睛）？

　　　×　 1. 从不，或很少这样做

　　　　　 2. 只对父母这样做

　　　　　 3. 通常都这样做

54.（3—5 岁）孩子是否握着大人的手腕使用他们的手（开门、
拿饼干、打开电视等）？

　　　×　 1. 是的，这是典型表现

　　　　　 2. 也许，或很少这样做

　　　　　 3. 否

55.（3—5 岁）以下哪一组词语最能描述您的孩子？

　　　×　 1. 困惑、自我关心、混乱、依赖他人、忧心忡忡

　　　　　 2. 冷淡、漠不关心、自我满足、疏离

56.（3 岁以及 5 岁）孩子是否极度恐惧？

　　____ 1. 是，恐惧陌生人或特定的人

　　✕ 2. 是，恐惧特定的动物、噪声或物体

　　____ 3. 是，1 和 2 均符合

　　____ 4. 只有正常的恐惧

　　✕ 5. 似乎异常大胆，无所畏惧 *在接触到感兴趣的事物时*

　　✕ 6. 忽视或意识不到可怕的物体

57.（3—5 岁）孩子在跑步或攀爬时是否跌倒或受伤？

　　____ 1. 有跌倒或受伤的倾向

　　____ 2. 这方面表现正常

　　____ 3. 从未，或几乎没有跌倒过

　　✕ 4. 尽管积极进行攀爬、游泳等运动，却出人意料的安 *全就是这样*

58.（3—5 岁）孩子在打、捏、咬或以其他方式伤害自己或别人 等方面是否有问题？

　　____ 1. 是，只对自己这样

　　✕ 2. 是，只对别人这样 *大多数在生气的情况下，无法信 任地托付小动物给她*

　　____ 3. 是，对自己和别人都这样

　　____ 4. 否（没有问题）

59. 孩子什么时候说出第一个词汇（即使之后不再说话）?

    ____ 1. 从未使用词语

    ____ 2. 8—12 个月

    ____ 3. 13—15 个月

    ____ 4. 16—24 个月

    ____ 5. 2—3 岁

    ✕ 6. 3—4 岁

    ____ 7. 4 岁以后

    ____ 8. 不知道

59a. 请在下面的横线上列出孩子最早说出的 6 个词汇（尽可能写出您所记得的词语）

_____

_____

60. （5 岁以前）孩子开始说话之后，是否又沉默了一周甚至更长时间?

    ____ 1. 是，但之后又开始说话（停止说话的年龄____、持续时间____）

    ____ 2. 是，但之后不再说话（停止说话的年龄____）

    ✕ 3. ~~否，持续说话~~或从未开口说过说话

61.（5 岁以前）孩子是否在开始说话后，又停止说话开始呢喃，这种行为持续了一周甚至更多？

    ____ 1. 是，但之后又开始说话（停止说话的年龄____、持续时间____）

    ____ 2. 是，但只有呢喃（停止说话的年龄____）

    ____ 3. 现在甚至不再呢喃（停止说话的年龄____；停止呢喃的年龄____）

    __×__ 4. ~~否，持续说话或从未开口说过说话~~

62.（1—5 岁）当孩子学会说话时，他 / 她的第一个词汇发音如何？ 3—5 岁时，他 / 她对于困难词汇的发音如何？

    ____ 1. 言语太少无法判断，或有其他答案

    ____ 2. 第一个词汇发音一般或低于平均水平（如"wabbit"等），3—5 岁时也发音较差

    ____ 3. 第一个词汇发音一般或低于平均水平，3—5 岁时发音异常良好

    ____ 4. 第一个词汇发音异常良好，3—5 岁时发音一般或低于平均水平

    ____ 5. 第一个词汇发音异常良好，3—5 岁时发音也是如此

63.（年龄 3—5 岁）孩子的词汇量（能够准确说出或指出的事物数量）与其"交流"能力（回答问题或向您讲述某事）是否

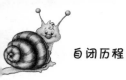

很不成比例?

_____ 1. 能够指出我提问的许多物体,但无法讲话或"交流"

_____ 2. 能够准确说出许多物体,但无法"交流"

　×　3. "交流"能力很好——从孩子掌握的词汇量来看达到了您的期望

_____ 4. 不使用或不理解词汇

64. 当孩子说出第一句话时,您是否因为他/她用到了此前没有单独使用过的词汇而感到惊讶?

_____ 1. 是(有何事例?_____)

　×　2. 否

_____ 3. 不确定

_____ 4. 言语太少而无法判断

65. 孩子第一次学会说话时是如何称呼自己的?

_____ 1. "(约翰)跌倒了[(John)fall down]"或"宝宝(或男孩)[Baby(or Boy)fall down]跌倒了"

　×　2. "人家摔倒了(me fall down)"或"我摔倒了(I fall down)"

_____ 3. "[他(He,主格)、他(Him,宾格)、她(She,主格)、她(Her,宾格)]摔倒了"

_____ 4. "你摔倒了"

_____ 5. 1、2 和 / 或 3 的任意组合

_____ 6. 1 和 4

_____ 7. 至今无言语或言语太少

66.（3—5 岁）孩子是否重复他以前听过的短语或句子（也许是用空洞的、像鹦鹉一样的声音），而那些话与当时的情景几乎没有或没有关系？

_____ 1. 是，没错，只是声音并不空洞也不像鹦鹉

_____ 2. 是，没错，说话音调也很奇怪

_____ 3. 不确定

_____ 4. 否

__×__ 5. 言语太少而无法判断

到了 5 岁

67.（~~5 岁以前~~）孩子是否能够回答简单问题，例如"你叫什么名字？""妈妈为什么打比利？"等？

__×__ 1. 是，能够充分回答这些问题

_____ 2. 否，会说话，但不能回答问题

_____ 3. 言语太少而无法判断

68.（5 岁以前）请从孩子听从指示或回答问题的能力判断，孩子是否能够理解您对他 / 她说的话？

__×__ 1. 是，充分理解

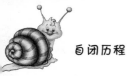

_____ 2. 是，勉强能够理解

_____ 3. 如果一直重复，可以理解一点

_____ 4. 很少或根本不理解

69.（5岁以前）如果孩子讲话，您认为他/她是否明白自己的话？

_____ 1. 讲话不多而无法判断

_____ 2. 否，他/她并不理解，只是一味重复自己听到的话

_____ 3. 并不只是重复——他理解自己说的话，但理解不多

__×__ 4. 毫无疑问，他/她知道自己在说什么*如果别人不理解的话会感到很受挫*

70.（5岁以前）孩子是否使用过"是"这一词汇？

__×__ 1. 经常正确地使用"是"

_____ 2. 很少使用，但使用过

_____ 3. 使用过句子，但没有使用"是"一词

_____ 4. 使用过许多其他词汇或短语，但没有使用过"是"一词

_____ 5. 没有言语，或言语太少而无法判断

71.（3—5岁）孩子是否经常通过重复被提问的问题来说"是"？（例如：您问"我们去散散步好吗，亲爱的?"他/她

会说"我们去散散步好吗，亲爱的？"或"我们去散散步好吗？"，以此表示他 / 她想这么做。）

_____ 1. 是，没错，但不直接说"是"

_____ 2. 否，会说"是"、"好"或类似的答案

_____ 3. 不确定

_____ 4. 言语太少而无法判断

72.（5 岁以前）在要求某事物时，孩子是否使用过您在给他 / 她物品时用过的相同的句子？（例如：孩子想要牛奶，于是说道："你想要点牛奶吗？"或"你想要牛奶？"）

_____ 1. 是，没错（使用"你"而不是"我"）

_____ 2. 否，会以不同的方式提问

_____ 3. 不确定

_____ 4. 言语不多而无法判断

73.（5 岁以前）孩子是否使用过"我"（I）一词？

_____ 1. 经常正确地使用"我"

_____ 2. 很少使用"我"，但使用正确

_____ 3. 使用过句子，但没有使用过"我"一词

_____ 4. 使用过许多其他词汇或短语，但没有使用过"我"一词

_____ 5. 使用过"我"，但只是在该是用"你"的时候

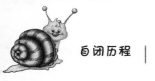

_____ 6. 没有言语，或言语太少而无法判断

74. （5岁以前）孩子通常如何说"不"或拒绝某事物？

    _____ 1. 他 / 她会直接说"不"

    _____ 2. 他 / 她会无视你

    _____ 3. 他会咕哝着挥舞手臂

    __×__ 4. 会使用某些死板而意图明显的短语（比如"不要它!""不喝牛奶!"或"不走路!"）

    _____ 5. 会使用隐含私人意义的短语，例如"爸爸上车"

    _____ 6. 其他，或言语太少而无法判断

75. （5岁以前）孩子是否使用过一个词或想法来代替另一个词或想法，且持续很长时间？（例如：总是用"番茄酱"指代"红色"，或在看到书桌抽屉里的几个一分钱硬币后用"一分钱"指代"抽屉"）

    _____ 1. 是，没错

    _____ 2. 否

    __×__ 3. 不确定

    _____ 4. 言语太少而无法判断

76. 了解现状之后，您认为您本可以在孩子几岁时最早察觉孩子的异常行为？也就是说，可察觉的异常行为实际上是什么时

候开始的?（请在 A 栏中标示您本该察觉的时间；B 栏中标示您实际察觉的时间）

	A	B
____	1. 出生前 3 个月	____
____	2. 4—6 个月	____
✕	3. 7—12 个月	____
____	4. 13—24 个月	✕
____	5. 2—3 岁	____
____	6. 3—4 岁	____
____	7. 4 岁以后	____

父母的最高受教育程度（父亲填在 77 题，母亲填在 78 题）

77.　　　　78.

77	78	
		1. 高中肄业
		2. 高中毕业
		3. 高中毕业后有一些技术培训
		4. 大学肄业
5	5	5. 大学毕业
		6. 研究生肄业
		7. 研究生学位（____）

79. 注明孩子最近的血亲，包括父母的，身处精神病院、已知患

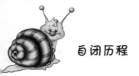

有严重精神疾病或智障的情况。比如父母、兄弟姐妹、（外）祖父母、叔伯姨姑。

若没有，请在此打钩。

亲属关系	诊断结果（如果知道）		
___ 1. ___	精神分裂___	抑郁___	其他___
___ 2. ___	___	___	___
___ 3. ___	___	___	___
___ 4. ___	___	___	___
√ 5. 大伯	√		

量表 E-2　第 2 部分

请回答下列问题，并将答案填写在问题前面的横线上。（**完全正确**请填"**1**"，**正确**请填"**2**"，**错误**请填"**3**"）除了前两个关于孩子 2 岁以前的问题外，其他问题若描述了孩子 10 岁以前任何时候的情况，请回答"完全正确"（1）或"正确"（2）；若问题关于孩子 10 岁以前的描述不是很正确，请回答"错误"（3）。记住：1＝完全正确，2＝正确，3＝错误。

80. _2_ 两岁以前被拥抱时身体后屈，头部向后仰

81. _1_ 两岁以前被拥抱时挣扎抗拒

82. _3_ 对某些食物不正常的渴求

83. _3_ 食量异常大

84. _2_ 听到许多声音时都遮住耳朵

85. __1__ 只对某些声音感到痛苦

86. __3__ 无法在明亮的灯光下眨眼

87. __2__ 肤色比家人更浅或更深（其中：更浅____、更深____）

88. __1__ 偏爱无生命（无活力）的物体

89. __1__ 躲避人

90. __3__ 坚持与特定物体形影不离

91. __3__ 总是感到害怕或非常焦虑

92. __3__ 悲痛欲绝地哭泣

93. __1__ 留意变化或不完美之处并试图纠正

94. __3__ 整洁（干净，避免乱七八糟）

95. __3__ 收集特定物品（如玩具马、玻璃碎片等）

96. ____ 片刻后重复自己听到的短语

97. ____ 片刻后重复自己听到的整句话

98. ____ 无限重复自己听到的问题或谈话，内容原封不动。

99. __1__ 深受"吸引"或全神贯注于某一主题（如汽车、地图、死亡等）

100. __3__ 用手指试探物体表面

101. __1__ 保持奇怪的动作或姿态

102. __3__ 咀嚼或吞食非食用物品

103. __1__ 不喜欢被触摸或环抱

104. __1__ 对气味很敏感

105. __2__ 隐藏技能或知识，因此之后您感到惊讶

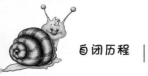
106. __2__ 似乎感觉不到疼痛

107. __3__ 害怕不寻常的事情

108. __3__ 学习过对自己毫无用处的词汇

109. __3__ 学习过某些词汇却不再使用

请利用此表剩余的部分提供您认为可能有利于了解孩子病因或病情诊断的其他信息。

附录 B

基本信息

（1993 年 5 月修订；2005 年 4 月更新 ）

美国自闭症协会是自闭症信息的主要来源，也是自闭症儿童的家庭的主要咨询处。该协会成立于 1965 年，由一众家长和专业人士在伯纳德·瑞姆兰医生（Dr. Bernard Rimland) 的支持和帮助下建立。美国自闭症协会有 7000 名个人成员和 200 个地方分会，致力于自闭症和与之相关的交流和行为障碍患者的教育和福祉。协会还开设一个信息咨询处，出版通讯《支持者》（The Advocate)，并经营一家邮购书店。欲了解更多信息，请联系：马里兰州 20910，银泉市，佐治亚大道 8601 号，503 号房，美国自闭症协会，20910（301)565-0433 [Autism Society of America，8601 Georgia Avenue，Suite 503，Silver Spring，Maryland 20910（301)565-0433]。

按上述地址向美国自闭症协会写信，您可以得到协会的完整书单。另一个有用的信息来源处是位于加利福尼亚州，圣地亚哥市，亚当斯大道 4182 号的自闭症研究院，邮编：CA 92116（the Autism Research Institute，4182 Adams Avenue，San Diego，CA 92116)，它会根据要求发送一份出版物清单。

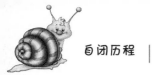

部分参考文献

Ayres, J.A. 1979. *Sensory Integration and the Child*. Western Psychological Services, Los Angeles.

Banion, D.O., Armstrong, B., Cummings, R.A. and Strange, J. 1978. Disruptive behavior: A dietary approach. *Journal of Autism and Developmental Disorders,* Vol. 8, pp. 325.

Barrett, R.P., Feinstein, C. and Hole, W.T. 1988/1989. Effects of Naloxone and Naltrexone on self-injury. *American Journal of Mental Retardation,* (In Press).

Bauman, M.L. 1991. Microscopic neuroanatomic abnormalities in autism. *Pediatrics,* Vol. 87, Part 2, pp. 791-796.

Bhatara, V., Clark, D.L., Arnold, L.E., Gunsett, R. and Smeltzer, D.J. 1981. Hyperkinesis treated with vestibular stimulation: An exploratory study. *Biological Psychiatry,* Vol. 16, pp. 269-279.

Bemporad, J.R. 1979. Adult recollections of a formerly autistic child. *Journal of Autism and Developmental Disorders,* Vol. 9. pp. 179-197.

Casler, L. 1965. Effects of extra tactile stimulation on a group of institutionalized infants. *Genetic Psychology Monographs,* Vol. 71, pp. 137-175.

Ceci, S. 1985. Horse sense: Not intelligence. A short report by Nick Jordan. *Psychology Today,* February, p. 20.

Cesaroni, L. and Garber, M. 1991. Exploring the experience of autism through first hand accounts. *Journal of Autism and Developmental Disorders,* Vol. 21, pp. 303-312.

Charney, D.S., Heninger, G.R. and Breier, A. 1984. Noradrenegeric function in panic anxiety. *Archives of General Psychiatry,* Vol. 41, pp. 751-764.

Coleman, M. and Gilberg, C. 1986. *The Biology of the Autistic Syndrome*. Praeger Publishers.

Condon, W. 1981. Asyncrony. *Omni,* December, p. 18. Reported by Walli Leff.

Cook, E.H., Rowlett, R., Jaselskis, C. and Leventhal, B. 1992. Fluoxetine (Prozac) treatment of children and adults with autistic disorder and mental retardation. *Journal of the American Academy of Child and Adolescent Psychiatry,* Vol. 31, pp. 739-745.

Courchesne, E. et al. 1988. Hypoplasia of cerebellar vermal lobules VI and VII in autism. *New England Journal of Medicine*, Vol. 318, pp. 1349-1354.

Dantzer, R. and Mormede, P. 1983. De-arousal properties of stereotyped behavior. Evidence from pituatary adrenal correlations in pigs. *Applied Animal Ethology*, Vol. 10, pp. 233-243.

Favell, J.E., McGimsey, J.F. and Jones, M.L. 1978. The use of physical restraint in the treatment of self-injury and as positive reinforcement. *Journal of Applied Behavior Analysis*, Vol. 11, pp. 225-241.

Foley, J.P. 1938. Tonic immobility in the rhesus monkey (Macaca Mulatta) induced by manipulation, immobilization and experimental inversion of the visual field. *Journal of Comparative Psychology*, Vol. 26, pp. 515-526.

Fox, M.W. 1971. *Integrative Development of the Brain and Behavior in the Dog*. University of Chicago Press, Chicago.

Galaburda, A. 1983. Developmental dyslexia: Current anatomical research. *Annals of Dyslexia*, Vol. 33, pp. 41-53. Orton Dyslexia Society, Baltimore, Maryland.

Gajzago, C. and Prior, M. 1974. Two cases of "recovery" in Kanner's Syndrome. *Archives of General Psychiatry*, Vol. 31, pp. 264-268.

Gedye, A. 1989. Episodic rage and aggression attributed to frontal lobe siezures. *Journal of Mental Deficiency Research*, Vol. 33, pp. 369-379.

Geschwind, N. and Galaburda, A. 1985. Cerebral lateralization. *Archives of Neurology*, Vol. 42, pp. 428-459.

Gillberg, C., Terenius, L. and Lonnerholm, G. 1985. Endorphin activity in childhood psychosis. *Archives of General Psychiatry*, Vol 42, pp. 780-783.

Grandin, T. 1992. Calming effects of deep touch pressure in patients with autistic disorder, college students and animals. *Journal of Child and Adolescent Psychopharmacology*, Vol. 2, pp. 63-70.

Grandin, T. 1992. An inside view of autism. In E. Schopler and G.B. Mesibov (Eds.) *High Functioning Individuals with Autism*. Plenum Press, New York, pp. 105-126.

Grandin, T. 1980. Observations of cattle behavior applied to the design of cattle handling facilities. *Applied Animal Ethology*, Vol. 6, pp. 19-31.

Greenough, W.T. and Juraska, J.M. 1979. Experience induced changes in fine brain structure: Their behavioral implications.

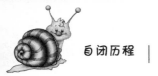
自闭历程

In M.E. Hahn, C. Jensen and B.C. Dudek, (Eds.), *Development and Evolution of Brain Size: Behavioral Implications.* Academic Press, New York, pp. 295-320.

Harlow, H.F. and Zimmerman, R.R. 1959. Affectional responses in the infant monkey. *Science,* Vol. 130, pp. 421-432.

Hersher, L. 1985. The effectiveness of behavior modification on hyperkinesis. *Child Psychology and Human Development,* Vol. 16, pp. 87-96.

Kanner, L. 1943. Autistic disturbances of affective contact. *Nervous Child,* Vol. 2, pp. 217-250. Reprinted in A.E. Donnelan (Ed.), Classic Readings in Autism, 1985, Teachers College Press, Columbia University, New York.

Kanner, L. 1971. Follow-up study of eleven autistic children originally reported in 1943. *Journal of Autism and Childhood Schizophrenia,* Vol. 1, pp. 112-145.

Kumazawa, T. 1963. "Deactivation" of the rabbit's brain by pressure application to the skin. *Electroencephalography and Clinical Neurophysiology,* Vol. 15, pp. 660-671.

LaVigna, G.W. and Donnellan, A.M. *Alternatives to Punishment.* Irvington Publishers, New York.

Landa, R., Piven, J. and Wzorek, M.M. et al. 1992. Social language use in parents of autistic individuals. *Psychological Medicine,* Vol. 22, pp. 245-254.

Lovaas, I. 1987. Behavioral treatment and normal educational and intellectual functioning in young autistic children. *Journal of Consulting and Clinical Psychology,* Vol. 55, pp. 3-9.

Marcuse, F.L. and Moore, A.U. 1944. Tantrum behavior in the pig. *Journal of Comparative Psychology.* Vol. 37, pp. 235-241.

Martineau, J., Barthelemy, C., Garreau, B. and Lelord, G. 1985. Vitamin B6, magnesium and combined B6-Mg. Therapeutic effects in childhood autism. *Biological Psychiatry,* Vol. 20, pp. 467-478.

McCray, G.M. 1978. Excessive masturbation in childhood: A symptom of tactile deprivation. *Pediatrics,* Vol. 62, pp. 277-279.

McDougal, C.J., Price, L.H., Volkmar, F.R. et al. 1992. Clomipramine in autism preliminary evidence of efficacy. *Journal of the Academy of Child and Adolescent Psychiatry,* Vol. 31, pp. 746-750.

McGee, J.J. et al. 1987. *Gentle teaching*. Human Sciences Press, New York.

McGimsey, J.F. and Favell, J.E. 1988. The effects of increased physical exercise on disruptive behavior in retarded persons. *Journal of Autism and Developmental Disorders,* Vol. 18, pp. 167-179.

Melzack, R. and Burns, S.K. 1965. Neurophysiological effects of early sensory restriction. *Experimental Neurology,* Vol. 13, pp. 163-175.

Murphy, G. 1982. Sensory reinforcement in the mentally handicapped and autistic child, a review. *Journal of Autism and Developmental Disorders,* Vol. 12, pp. 265-278.

O'Connell, T.S. 1974. The musical life of an autistic boy. *Journal of Autism and Childhood Schizophrenia,* Vol. 4, pp. 223-229.

Ornitz, E.M. 1985. Neurophysiology of infantile autism. *Journal of the Academy of Child Psychiatry,* Vol. 24, pp. 251-262.

Panksepp, J. 1979. A neurochemical theory of autism. *Trends in Neurosciences,* July, pp. 174-177.

Powers, M.D. and Thorwarth, C.A. 1985. Effect of negative reinforcement on tolerance of physical contact in a preschool child. *Journal of Clinical Psychology,* Vol. 14, No. 4, pp. 299-303.

Rapoport, J.L. 1989. *The Boy Who Couldn't Stop Washing,* E.P. Dutton, New York.

Ratey, J.J. et al. 1987. Autism: The treatment of aggressive behaviors. *Journal of Clinical Psychopharmacology,* Vol. 7, No. 1, pp. 35-41.

Rausch, P.B. 1981. Effects of tactile and kinesthetic stimulation on premature infants. *JOGN Nursing* (January/February) pp. 34-37.

Ray, T.C., King, L.J. and Grandin, T. 1988. The effectiveness of self-initiated vestibular stimulation in producing speech sounds in an autistic child. *Journal of Occupational Therapy Research,* Vol. 8, pp. 186-190.

Rimland, B. 1964. *Infantile Autism.* Appleton Century Crofts, New York.

Rumsey, J.M., Duara, R., Grady, C., Rapoport, J.L., Margolin, R.A., Rappoport, S.I. and Cutler, N.R. 1985. Brain metabolism in autism. *Archives of General Psy-*

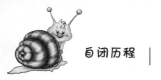
chiatry, Vol. 42, pp. 448-455.

Sakai, K.K., Ary, T.E., Hymson, D.L. and Shapiro, R. 1979. Effect of cuddling on the body temperature and cyclic nucleotides in the CFS of the cat. *Experimental Brain Research,* Vol. 34, pp. 379-382.

Schrieber, H., Bell, R., Wood, G., Carlson, R., Wright, L., Kufner, M. and Villescas, R. 1978. Early handling and maternal behavior: Effect on d-Amphetamine responsiveness in rats. *Biochemistry and Behavior,* Vol. 9, pp. 785-789.

Sheehan, D.V., Beh, M.B., Ballenger, J. and Jacobsen, G. 1980. Treatment of endogeneous anxiety with phobic, hysterical and hypochondriacal symptoms. *Archives of General Psychiatry,* Vol. 37, pp. 51-59.

Simons, D. and Land, P. 1987. *Nature,* Vol. 236, pp. 694 (Rat whisker experiment).

Simons, J.M. 1974. Observations on compulsive behavior in autism. *Journal of Autism and Childhood Schizophrenia,* Vol. 4, pp. 1-10.

Stehi, A. 1991. *Sound of a Miracle.* Doubleday, New York.

Sullivan, R.C. 1980. Why do autistic children . . . ? *Journal of Autism and Developmental Disorders,* Vol. 10, pp. 231-241.

Takagi, K. and Kobagasi, S. 1956. Skin pressure reflex. *Acta Medica et Biologica,* Vol. 4, pp. 31-37.

Volkmar, F.R. and Cohen, D.J. 1985. The experience of infantile autism: A first person account by Tony W. *Journal of Developmental Disorders,* Vol. 15, pp. 47-54.

Williams, D. 1992. *Nobody Nowhere.* Times Books, New York.

Wing, L. 1976. *Early Childhood Autism.* 2nd Edition, Pergamon Press, New York.

Young, G.L., Kavanaugh, M.E., Anderson, G.M., Shaywitz, B.A. and Cohen, D.D. 1982. Clinical neurochemistry of autism and related disorders. *Journal of Autism and Developmental Disorders,* Vol. 12, pp. 147-165.

Zentall, S.S. and Zentall, T.R. 1983. Optimal stimulation: A model for disordered activity and performance in normal and deviant children. *Psychological Bulletin,* Vol. 94, pp. 446-471.

Zisserman, L. 1992. The effects of deep pressure on self stimulating behaviors in a child with autism and other disabilities. *American Journal of Occupational Therapy,* Vol 46, pp. 547-551.

2005 年 4 月以来增加的参考文献

Grandin, T. 2004. The whole truth: drug companies must tell us all they know about the medicines we take. *New Scientist,* May 1st, p. 3

Grandin, T. 1995. *Thinking in Pictures.* Vintage Press (Random House), New York.

Huggins, J.E. and Hoatideis, S. 1998. Important practice tip when using Risperdal (risperidone). Update v3.01-98 to *The Diagnostic and Treatment Models Reference Management Handbooks* v1.00-96, Bitemarks Publications, North York, Ontario, Canada.

Knivsberg, A.M. et al. 2002. A randomized, controlled study of dietary intervention in autistic syndromes. *Nutritional Neuroscience,* Vol. 5, pp. 251-261.

Kwon, H. 2004. Tardive dyskinesia in an autistic patient treated with Risperidone. (Letter to the Editor) *American Journal of Psychiatry,* Vol. 161, pp. 757-758.

McCracken, J.T. et al. 2002. Risperidal in children with autism and serious behavior problems. *New England Journal of Medicine,* Vol. 347, pp. 314-321.

McDougle, C.J. et al. 1998. A double blind placebo controlled study of Risperidone in adults with autistic disorder and other pervasive developmental disorders. *Archives of General Psychiatry,* Vol. 55, pp. 633-641.

技术附录 C
（1993 年 5 月修订）

本附录包含的技术信息将有助于父母，教师及其他专业人员治疗儿童或成人自闭症。

自闭症的成因

大多数自闭症案例是由许多相互作用的基因因素的复杂遗传作用引起的。从正常到异常之间是一个连续体。自闭症儿童的父母、兄弟姐妹和近亲往往都表现出轻度的自闭症特征。一些似乎与自闭症相关的特征是：智力天赋、羞怯、学习障碍、抑郁、焦虑、惊恐发作、妥瑞症（抽动障碍）和嗜酒。其中一小部分特征可能会变成优势，比如高智商或创造力，但具备过多的特征则会引发问题。自闭症的其他成因有：脆性 X 基因、胚胎损伤〔如（母亲孕期患有）风疹或其他病毒性疾病等〕及幼年时严重高烧。

脑解剖研究和核磁共振成像（MRI）都表明，自闭症患者的大脑存在结构异常。自闭症患者的大脑的某些区域是不成熟的，例如边缘系统和小脑。该领域的一些前沿研究人员有来自马萨诸塞州波士顿市的马萨诸塞州综合医院（MGH）的玛格丽特·鲍曼（Margaret Bauman），以及加利福尼亚州圣地亚哥市的埃里克·科奇斯尼（Eric Courchesne）。其他研究显示，自闭症患者通过脑干传递神经冲动的速度异常缓慢。总之，自闭症是一种障碍，自闭症患者的大脑的某些部分发育不发达且不成熟，但其大脑的其他部分可能比常人更发达。这或许在一定程度上说明了自闭症患者优越的视觉学习能力。

自闭症亚型

鲍曼博士（Dr. Bauman）的研究表明，不同类型的自闭症之间潜在的大脑异常是相似的。然而，不同的自闭症亚型对于不同的治疗方式反应各不相同。例如，某一药物对一种亚型有效但对另一种不起作用。教育、行为和感官治疗也是如此。对一种亚型有效的治疗对另一种而言可能是灾难。在我的书里，我建议大人抓住孩子的下巴强行对视。这种方法帮助我不再走神和退缩。一位稍具侵入性的治疗师或老师阻止了我，使我不再退回那个满是摇摆和刻板行为的世界。

《无处之人》（Nobody Nowhere）的作者唐娜·威廉姆斯（Donna Williams）对我说，这种治疗方法对她来说太难以承受，甚至会令她更加退缩。她的感觉处理问题比我的严重得多。虽然我对声音和触觉过度敏感，但唐娜有时甚至会产生听觉和视觉融为一体的感觉。当她兴奋时，涌入的感觉便成为毫无意义的混乱。她每次只能处理一种感觉通道的信息输入。若全神贯注聆听

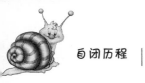

别人讲话，即便猫跳到她身上，她也不会觉察。如果她要照顾猫，言语知觉就会受阻。她也很难确定自己的身体边界在哪里。

加拿大不列颠哥伦比亚省的格迪医生（Dr. Gedye）发现，某些攻击性发作是由脑电图仪器难以检测出的轻微癫痫发作引起的。更严重的自闭症类型所产生的某些感觉混乱，可能是由于神经元缺少髓磷脂而导致的轻微癫痫所造成的。感觉处理问题可能是因为大脑发育不成熟。

自闭症亚型从肯纳（Kanner）描述的经典类型到所谓的低功能类型不等。我更倾向于"退行性癫痫"（regressive epileptic）这个术语。患有这种病的儿童通常在18到24个月以前都是正常的，之后便失去言语能力。当患者从连续体的肯纳症这一端移动到退行性癫痫这一端时，感觉处理的问题就会加重。虽然我的听觉能力正常，但对于有些更严重的自闭症患者来说，谈话在他们听来就是嘈杂的声音。退行性癫痫患者也更容易罹患可检测出的癫痫发作及运动（运动神经）障碍。这些患者中有些人智力迟缓，另一些人则不是。当患者逐渐远离连续体的肯纳症这一端时，他的情绪与情感往往不那么死板，而是更加普通。

治疗和教育

早期干预以及将儿童安置在良好的教育项目中将改善各种自闭症类型的预后。一个好的项目应该使用各式各样的治疗方法，因为每个孩子是不一样的。一些自闭症专业人士往往声称只有他们的项目才能奏效。我观察发现，不管理论导向如何，有成效的教师都采用相同的治疗方法。优秀的教师或治疗师是无价的。所有学生都应该接受感觉过度敏感和感觉处理问题的治疗。推荐职业治疗师采用感觉统合疗法。听觉训练可帮助减少声音敏感度以及耳内干扰音或嗡鸣的问题。欲了解更多信息，请联系康涅狄格州-韦斯特波特镇的乔治安娜组织（Georgianna Organization）。剧烈运动同样有助于镇静神经系统，减少过度活跃及攻击性行为。

一位善于观察的老师或家长可以判断出某个不良行为是出于行为原因还是生物学原因。为阻止铃声响起，孩子可能会破坏电话。很多人发脾气的原因可能是害怕噪音伤害耳朵。然而，许多自闭症儿童意识到，他们可以通过发脾气来操纵大人。发生这种情况时，行为修正便会产生奇效。如果一个孩子吐痰，老师应该继续教书。如果你停止教书，就是赞赏了这种不良行为。某些不良行为是为了沟通。要试着找出是什么引发了不良行为。

患有自闭症的儿童和成人都是视觉学习者，他们通过视觉图像思考。他们应该在幼年就开始使用打字机和文字处理软件。如果一个自闭症儿童能够阅读，则应向其提供书面说明，而避免冗长的口头信息。打字机可以帮助病情严重的患者进行交流。

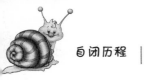

触觉刺激

动物研究表明，安抚会立即引起神经化学的变化。神经化学异常的原因之一可能是自闭症儿童无法享受舒适的触觉刺激。若将一只被隔离饲养的猴子安置在社会环境中可以纠正其神经化学异常，那么就有理由认为，因缺乏舒适的触觉刺激所引起的神经化学异常可以通过让儿童接受安抚而得到纠正，这是合乎逻辑的。对于患有自闭症的婴儿，触觉刺激（如轻抚和拥抱）可以更好地促进其普通发育。即使他们对被拥抱漠不关心，这种行为也是有益的。若他们抗拒这种触碰，则需要进行逐步"训练"，直到他们可以忍受安抚。

最初的胎儿大脑发育缺陷可能是造成该婴儿拒绝被触碰和抚慰的原因。婴儿感受不到被人安抚的时间越久，其脑神经通路就越有可能受到损害，而正是脑神经通路参与发展与他人的情感交流。许多动物研究表明，使用越频繁，脑神经通路就发展得越好。使用过的脑神经通路会被保留和扩大，而闲置的通路则会萎缩。如果婴儿不使用"感觉"通路，它们可能会萎缩。许多人认为，成人脑细胞之间的联系不可能生长。动物研究则表明，树突作为神经细胞间的分支，在成人大脑中依旧会生长并形成联系。

挤压器

挤压器或许有助于诱导年龄较大的自闭症儿童及成人接受触碰、减少过度活跃及神经系统过度警觉。临床观察表明，舒适的触觉刺激会减少过度活跃，自闭症患者也很享受这种触碰。下文是关于挤压器更完整的描述。

挤压器内衬厚厚的泡沫橡胶，机器外覆盖塑料质地的布背衬材料。机器用力地挤压使用者，同时让其感到宽慰和舒适。填充物的设计符合使用者的身形，所以没有任何不均匀的压觉点。使用者感受到的压力是包围环绕的，从而创造出一个令人慰藉的环境。与此同时，使用者的大脑接收着来自这一压力的大量输入。机器施加的压力激活了使用者脊髓神经分支上的每一个压觉感受器。

使用者一旦被挤压器环抱，就无法通过拉扯或让身体变僵硬的方式回避这种感受。使用者对挤压器的掌控是尤为重要的。他应该能够操控机器，并且要在任何时刻都能够减缓压力。使用者在机器中持续承受 10 到 15 分钟的压力后，这种触觉系统所带来的抚慰作用便随着他逐渐习惯而减弱。为保持这种舒适的抚慰效果，使用者应非常缓慢地释放压力，然后慢慢地将压力增加到自己感觉舒服的水平。

挤压器有两个泡沫橡胶垫板，它们被铰链固定在基座构成 V 字形（见下图）。使用者以双手和两膝着地的姿势进入两个垫板

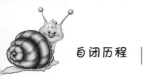

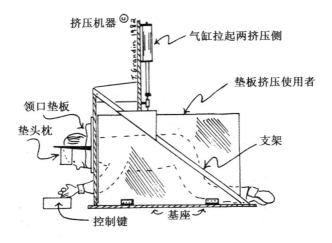

中间。当两个垫板被向上拉起时，机器便沿使用者的身体两侧施加压力。挤压器由空气压缩机提供动力，空气压缩机通过滑轮使连接在电池板上的气缸运转。这台机器由空气驱动，因此即使使用者改变姿势，它也会向其施加恒定的压力。V字形垫板完全支撑着使用者的身体，使他能够彻底放松。

挤压器还配备了一个垫头枕和一个以松软法兰绒或腈纶毛皮包裹的领口垫板。领口垫板为使用者提供了肩颈可以倚靠的空间。当领口垫板紧绕颈部，便增强了使用者被拥抱包围着的感觉。

刻板行为与固恋

在本书的前面，我曾多次提到一些动物研究文献，这些研究表明，刻板行为对神经系统有镇静作用。这一领域的专家之一罗伯特·丹泽（Robert Dantzer）在一次科学会议上提出了以下问题：如果刻板行为的主要目的是使动物平静下来，那为什么动物在平静之后，其刻板行为仍在继续？这很可能是因为刻板行为是愉悦的，并得到了自我强化。存在刻板行为的动物的内啡肽水平会增高。它们也许正在体验自我诱导的"兴奋"。

刻板行为持续时间越长，它就越根深蒂固地存在于神经元（神经细胞）之间的联系中。多年来存在的刻板观念很难停止。就像一条小溪在寻找一条新的路径。过了一段时间，小溪挖出一条河道，却很难改变路径。这种刻板行为可能会"深深刻进"脑神经通路中。

我曾多次提出将固恋导向有建设性的渠道。家长、老师和治疗师应当利用而不是抵制固恋。固恋和刻板行为之间有一个重要区别。那就是，刻板行为是单调的、重复的、周期性的，而不是以目标为导向的。它遵循预先设定的硬性模式，这种模式是内部生成的。儿童的刻板行为有摇摆和拍手。动物的刻板行为则是在同一条道路上不停地走来走去，或站在一个地方摇头晃脑。

真正的刻板行为可能不利于神经系统。要停止某一刻板行为，就必须用某种外部刺激替代它。我们必须将寻求刺激和刻板行为区分开来。若儿童将自己紧紧地裹在毯子里，这通常是寻求刺激，而不是刻板行为。向儿童提供其寻求的深层压力刺激或许

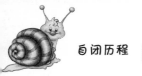
有助于减少刻板行为。在头部或双手放置振动器通常会阻止自伤行为。

固恋是一种外在兴趣，例如对吸尘器、收音机、地图、电视广告等的固恋。已经康复的自闭症儿童将其年幼时的固恋引向建设性目标。最成功的康复者往往有一位忠诚的朋友，帮助他们引导自己的固恋。

在肯纳1943年的原创论文中，他描述了11例肯纳综合症的案例。1971年，他追踪调查了最初的11个案例，以了解这些患者的情况。其中，6例没有康复，2例未知，1例部分康复，还有2例成功康复。11例中最成功的康复者是一位银行出纳员。抚养他长大的那位农民为他的固恋找到了目标。

人们可以将固恋引向专业学习。如果孩子专注于吸尘器，可以用吸尘器说明书教授孩子阅读。要教授与电有关的科学原理，则可以利用孩子对引擎运转的兴趣。

11例肯纳症患者初诊时非常相似，但不同病例的预后差异很大。被送到大型机构的儿童病情并无好转，一直没有康复。如果将自闭症儿童纳入普通儿童之中，并配备专门的教师，他们的预后效果可能会更好。

药物治疗

大约一半的自闭症患者可以从药物中受益，而另一半则不需要药物。用于患病幼童的药物应当非常少量。如果一种药物奏效，那么它应该在很大程度上改善患者的行为。永远不要用药物镇静患者。在自闭症连续体中处于退行性癫痫端（regressive epileptic end）的人对 β 受体阻滞剂（降压药物）、维生素 B5、镁补充剂及抗惊厥药物［如德巴金（Depakene）、双丙戊酸钠（Depakote）和强的松（Prednisone）等］的反应最好。可以在健康食品店买到的食品补充剂 DMG 也很有帮助。其他有用的药物有丁螺环酮（Buspar）和纳洛酮（Naltrexone）。罗兰·巴雷特博士（Dr. Rowland Barrett）和卡尔·范斯坦博士（Dr. Carl Feinstein）发现，内啡肽阻断药物纳洛酮的短期疗程大大减少了患者的自伤行为。百忧解（Prozac）可预防自我伤害。

同我一样处于自闭症谱系中肯纳症端（Kanner end）的人对于抗抑郁药物［如丙米嗪（Tofranil）、昔帕明（Norpramin）、百忧解（Prozac）或氯丙咪嗪（Anafranil）］的反应良好。我也服用过同样低剂量的（50 毫克）昔帕明（Norpramin）长达十一年。自闭症患者的有效剂量远低于治疗抑郁症的患者的推荐剂量。剂量过高可导致失眠、攻击行为和躁动不安。如果出现此类症状，必须降低服用剂量。有些人对一周两次，每次服用 20 毫克的百忧解（Prozac）反应良好。

在患者服用抗抑郁药物几个星期或几个月之后，药效可能逐渐减弱。若发生这种情况，请勿提高服用剂量。应继续服用相同剂量的药物，直至焦虑复发的症状消退。我有过几次焦虑复发。

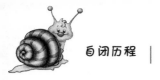
但我坚持服用相同的 50 毫克剂量。两到六周后，药物再次起作用。增加药物剂量可引发严重的副作用。

结　论

治疗自闭症儿童应避免陷入只使用一种治疗方法的圈套。同时使用各种疗法可能是最行之有效的方案。我参观过很多针对幼儿的自闭症项目。即使理论导向不同，有效的方案也往往采用许多相同的程序。最成功的方案是在自闭症儿童三到四岁时便对其进行治疗，并让他与普通儿童接触。此类方案的强度也很大。但消极的方法行不通。一个好的项目应该包括灵活多变的对非厌恶行为的修正、感官治疗、言语治疗、身体锻炼和音乐治疗。

首次观察到异常行为时就应当开始照料和治疗。治疗方案中最重要的是有爱心的人与孩子共同努力。我之所以能够康复，是因为我的母亲、安姨妈和比尔·卡尔洛克对我无微不至，与我同舟共济。

天宝·葛兰汀

上海社会科学院出版社心理类图书目录（部分）

心理咨询进阶丛书

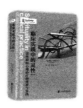

越来越多的精神科医生、心理治疗师、心理咨询师希望在专业工作中增加灵性和精神的维度，并将之付诸实践，证明其有效性。斯佩里博士围绕这个核心需求成书，在各章节中强调了灵性取向心理治疗的过程：
· 治疗关系
· 评估及个案的概念化
· 干预
· 评估及结案
· 文化及伦理敏感性的干预

临床实践中的灵性：灵性取向心理治疗的理论与实践（第2版）
（美）莱恩·斯佩里　著
陈曦　李川云　译

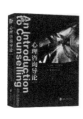

本书是心理咨询专家麦克劳德教授的又一力作。新版增加人际沟通分析等四个关于咨询关键问题的新章节，拓展在线咨询、户外治疗、残障人士咨询等方面的技术在治疗中的应用，每章包含导言、结论、进一步讨论的问题和拓展阅读，帮助读者更深入学习。

心理咨询导论（第4版）
（英）约翰·麦克劳德　著
夏颖　等　译

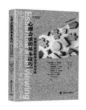

有效沟通是通往咨询师职业之路的第一步。会谈是咨询师必须具有的重要技能之一。这本书即面向有志成为职业咨询师的广大读者，囊括不同职业场景下成功会谈必需的步骤和技巧。书中采用的程序式学习模型已得到三十余年的培训和实践验证。

心理会谈的基本技巧：有效沟通的程序式学习方法（第九版）
（加）戴维·R.伊凡斯
　　玛格丽特·T.哈恩
　　麦克斯·R.乌尔曼
（美）艾伦·E.艾维　著
白雪　王怡　译

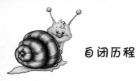
心理咨询进阶丛书 （续表）

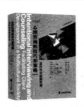	本书是当代心理咨询大师艾伦·E.艾维的名作。书中所介绍的会谈和咨询微技巧的有效性已得到450余项以数据为基础的研究的证明。学习者可以通过阅读和实践，逐步掌握咨询的基本技能，使用倾听和影响技巧顺利完成会谈。	**心理咨询的技巧和策略：意向性会谈和咨询（第八版）** （美）艾伦·E.艾维 玛丽·布莱福德·艾维 卡洛斯·P.扎拉奎特 著 陆峥 何昊 石骏 赵娟 林玩凤 译
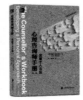	心理咨询师必备工作手册。 新版向广大心理咨询师提供了从业过程中一系列关键问题的个性化应对方案，助益咨询师个人发展与职业发展。本书可搭配同作者的《心理咨询导论》（第四版）学习使用。	**心理咨询师手册：发展个人方法（第二版）** （英）约翰·麦克劳德 著 夏颖 等译
	心理咨询技术的A到Z，你想知道和应该知道的都在这里！心理咨询教授麦克劳德教授的畅销之作，提供有效帮助疲于应对日常生活问题的人们的实践方法和策略。	**心理咨询技巧：心理咨询师和助人专业人员实践指南（第二版）** （英）约翰·麦克劳德 茱莉娅·麦克劳德 著 谢晓丹 译
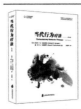	行为疗法从纸上到实操，只需：①翻开这本书，②阅读，③实践。本书系统全面地介绍了当代行为疗法，囊括加速/减速行为疗法、暴露疗法、示范疗法、认知行为疗法、第三代行为疗法等。	**当代行为疗法（第五版）** （美）迈克尔·D.斯宾格勒 戴维·C.格雷蒙特 著 胡彦玮 译
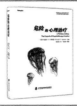	心理治疗师真的更容易变成精神病患者、瘾君子、酒鬼或工作狂？迈克尔·B.萨斯曼博士携近三十位资深心理治疗师、精神分析师、社会工作者详细回顾从业历程，真诚讲述亲身经历，深刻反思工作得失。	**危险的心理治疗** （美）迈克尔·B.萨斯曼 主编 高旭辰 译 贺岭峰 审校

心理咨询进阶丛书

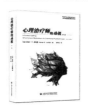

心理治疗师在治疗你的心理问题？
——不，是你在治疗他。
"你为何而来？"来访者的治疗通常开始于这个问题。那么驱使治疗师选择这一职业的真正动机是什么？请带着疑问与猜想，翻开本书，寻找答案。

心理治疗师的动机（第二版）
（美）迈克尔·B.萨斯曼 著
李利红 译

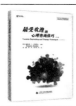

65个咨询技术，总有你想要的！
这是一本由一群心理咨询师共同编写的关于心理咨询技巧的书，每篇中作者都非常清晰地告诉你该如何操作这种技术，该注意些什么。

最受欢迎的心理咨询技巧（第二版）
（美）霍华德·G.罗森塔尔 著
陈曦 等译

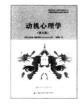

揭秘"我所欲"。
本书悉心甄选了众多日常生活中的案例，从自我经历谈起，为读者清晰描绘了各种典型的动机行为。通过对情境激励的分析，逐步过渡到经典动机心理学理论。

动机心理学（第七版）
（德）法尔克·莱茵贝格 著
王晚蕾 译

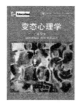

用最详实的案例告诉你，心理的"变态"是如何悄然发生的。
本书是异常心理学研究领域的经典著作，美国300多所院校均采用本书作为教材。任何一个想让自己的未来更加美好、生活更加快乐的人，都应一读本书。

变态心理学（第九版）
（美）劳伦·B.阿洛伊
约翰·H.雷斯金德
玛格丽特·J.玛诺斯 等著
汤震宇 邱鹤飞 杨茜 等译

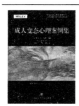

一天最多看一篇，看多容易得精分。——豆瓣书友
本书通过丰富的案例对成人心理疾病的本质进行了生动描述，分析心理疾病是如何影响受精神困扰的人及其周围人的生活。

成人变态心理案例集
（美）欧文·B.韦纳 主编
张洁兰 王靓 译

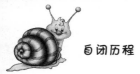

自闭历程

心理咨询进阶丛书　　　　　　　　　　　　　　（续表）

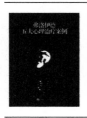

重温精神分析之父弗洛伊德经典之作。
本书精选弗洛伊德笔下的五个最为著名的案例：小汉斯、"鼠人"、"狼人"、施雷伯大法官和少女多拉，细致且精辟的描述和分析展现了精神分析理论和临床的基石。

弗洛伊德五大心理治疗案例
（奥）西格蒙德·弗洛伊德　著
李韵　译

心理学核心课丛书

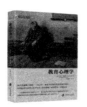

伍尔夫森博士潜心二十年之作，涵盖当代教育心理学研究前沿：自闭症谱系障碍、拒学行为、阅读障碍、校园欺凌、全纳教育。
本书内容详实、编排紧凑、形式多样，侧重当代教育心理学的核心研究和应用议题，向教育工作者（特别是特殊教育领域）提供必要的启示与参考。

教育心理学
（英）丽莎·马克斯·伍尔夫森 著
杜保源 等译

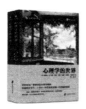

北美地区广受欢迎的心理学导论教材。
本书系统介绍了心理学基本原理，涵盖认知心理学、发展心理学、人格心理学、临床心理学、社会心理学等领域，同时联系实际生活，带领读者走进引人入胜的心理学世界。

心理学的世界（第五版）
（美）塞缪尔·E.伍德
　　　埃伦·格林·伍德
　　　丹妮斯·博伊德 著
陈莉 译

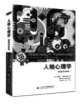

是性格决定命运，更是人格决定命运。
玛丽安·米瑟兰迪诺女士向读者介绍了人格心理学领域的基础和最新研究成果，向读者娓娓道来个体差异研究及每个人是如何成为这样的人。

人格心理学：基础与发现
（美）玛丽安·米瑟兰迪诺 著
黄子岚 何昊 译

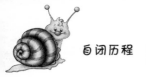

法国当代心理治疗丛书

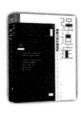

2% 至 3% 的人正苦于强迫思维 / 强迫行为。强迫症不是矫情、恶作剧或以种种借口操纵家人、朋友替他们做这做那。强迫症是一种真正的疾病。理解什么是强迫症，强迫症患者有哪些症状，再考虑选择哪种合适的治疗方法帮助他们。

理解与治疗强迫症

（法）安妮-埃莱娜·克莱尔
樊尚·特里布 等著
朱广赢 张巍 译等 著

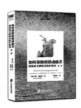

当自己或身边亲人受困于酒精成瘾，该如何找到重获清醒的方法？又该如何找回生活乐趣？
本书取材自作者戈梅兹医生同法国酒精病学临床研究与互助协会超过 20 年的合作实践，向读者展示了一条全新、可行的道路。

如何帮助酒精成瘾者：酒精相关障碍者陪护指南（第二版）

（法）亨利·戈梅兹 著
何素珍 译

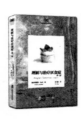

《理解与治疗厌食症》向读者展示了如何带着希望陪伴一种痛苦，而这种痛苦往往在很久之后才能找到意义。事实上，治疗的目的不仅仅在于治愈症状，它首先关注的是这些患者生存困境的变化，让他们可以摆脱被他人控制的恐惧，从而迎接与他人的正常互动，乃至亲密互动与交往。

理解与治疗厌食症（第二版）

（法）柯莱特·孔布 著
俞楠 译

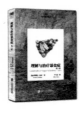

《理解与治疗暴食症》解答了暴食症的起源和治疗等主要问题。暴食欲望的起源是什么？这种饮食障碍是怎么发生的，又是怎么迅速发展的？它对精神生命有什么影响？
暴食行为似乎是用来保护私密空间的一种方式。暴食症有可能会揭露其他秘密的存在，把我们引向情感以及人类体验的最初起源。

理解与治疗暴食症（第二版）

（法）柯莱特·孔布 著
华森 译

法国当代心理治疗丛书

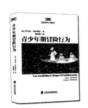

以心理学和社会学视角，重新探究"年少轻狂"。
本书立足文化背景和个体成长视角，着重探讨出现在青少年向成人过渡阶段的冒险行为问题，并对病理性冒险行为的预防与诊治给出现实而积极的建议与指导。

青少年期冒险行为
（法）罗贝尔·库尔图瓦　著
费群蝶　译

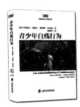

何处磨砺的刻刀，要在少年的身上留下疼痛的徽章？
越来越多的青少年出现自残行为，这些行为的根源往往在于家庭，而不是社会。本书建议以心理治疗结合药物治疗，制定多渠道的完整治疗方案。

青少年自残行为
（法）卢多维克·吉凯尔
里斯·科尔科　著
赵勤华　译

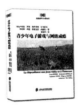

用正确的方法，带领孩子在游戏与网络中收获快乐与成长。
本书分析了电子游戏与网络本身的特点，从精神病学角度揭示网络成瘾的原因，详细介绍以青少年为主的各类人群的网络成瘾评估方法和治疗方案。

青少年电子游戏与网络成瘾
（法）卢西亚·罗莫　等著
葛金玲　译

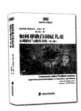

每一个来自星星的弗朗索瓦，都应遇见方法与温情并重的艾米女士。
作者用12年时间潜心为一位自闭症儿童提供咨询、治疗、训练服务，理论结合实践，向读者展示了如何实施治疗、如何与家长合作，从而帮助自闭症儿童发展、成长。

如何帮助自闭症儿童：心理治疗与教育方法（第三版）
（法）玛丽-多米尼克·艾米
著
姜文佳　译

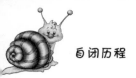
心理自助 CBT 书系

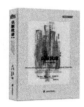

过度忧虑不仅无助于问题的解决，还会影响我们的身体健康、社会功能和整体生活质量，而这又会进一步导致我们更加忧虑。本书系统应用认知行为疗法的技术和理念，带我们深入了解忧虑产生和发展的心理过程，有针对性地制定打破忧虑循环的办法。

克服忧虑（第二版）
（英）凯文·莫里斯
　　　马克·弗里斯顿　著
扈喜林　译

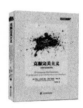

一本系统运用应用认知行为疗法帮助深陷消极完美主义的人们走出困境的自助手册。本书内容的精华不在于传授具体方法和技术，而在于帮助读者根据自身特点，打造个性化、系统性的改变计划，并针对改变之旅各个阶段容易出现的问题，给予对应的支持和指导。

克服完美主义
（英）罗兹·沙夫曼
　　　莎拉·伊根
　　　特蕾西·韦德　著
徐正威　译

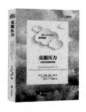

本书运用认知行为疗法的理念和技术，从改变我们对压力的认知和应对方式入手，帮助读者建立了一套系统的训练计划，从根本上改变我们与压力的相处方式。书中的观点不是简单地说教，而是帮助读者在了解自身情况的基础上，建立自己个性化的技巧和策略，并及时进行训练和巩固。

克服压力
（英）李·布萝珊
　　　吉莉安·托德　著
信乔乔　王非　吴丽妹　译

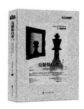

低自尊——我们常常以"不自信""羞怯"等词来称呼它——几乎是所有人的通病。你可以坦然接受这一点，这没什么大不了的。但如果你不堪其扰，试图做点什么的时候，除了开始行动的决心，这本书里能找到你所需要的绝大多数东西。

克服低自尊（第二版）
（英）梅勒妮·芬内尔　著
聂亚舫　译

心理自助 CBT 书系

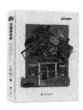

"双十一"你"剁手"了吗？是不是囤了一大堆根本用不到也不想扔的东西？如果是，意味着你也是囤积大军的一员。囤积点东西总能让人感到安全和满足，但要是到了"癖"的程度，就不是那么回事了。这是一本不喊口号，不打鸡血，专注教你如何科学地"断舍离"的自助手册。

克服囤积癖

（英）萨万·辛格
玛格丽特·胡珀
科林·琼斯　著
李红果　译

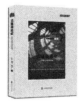

你是否经常被不断循环、挥之不去的念头或想法困扰。你也许感觉自己需要不断洗手、囤积物品或在离家时反复核对所有开关是不是都关好了。这些都是强迫症的症状。通过本书你可以学习如何打破无益的强迫循环，减轻侵入性的想法、意象或者冲动带来的痛苦，以及逐渐减少和克服强迫行为。

克服强迫症

（英）戴维·维尔
罗布·威尔森　著
韩笑　译

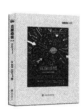

你是否时常感觉自己被莫名其妙但又无比真实和强烈的恐慌感淹没？你是否会为了避免这种痛苦的体验而回避某些特定的情境？这本自助手册基于认知行为疗法技术，以及作者多年惊恐障碍治疗的临床经验，为深受惊恐障碍困扰的人们以及他们的家人朋友提供必要的指导。

克服恐慌（第二版）

（澳）维贾雅·马尼克瓦萨加
德里克·希尔拉夫　著
胡贞　译

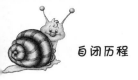
更多好书

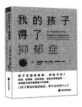

孩子面临抑郁的威胁，家长应该做些什么？这本家庭指南可以给你答案——
· 青春期孩子抑郁了会有哪些症状？
· 抑郁症是如何诊断的？
· 药物治疗抑郁症安全吗？医生会怎样为我的孩子选择药物？
· 如果孩子的情况没有改善，作为家长我可以怎样调适自己？

我的孩子得了抑郁症：青少年抑郁家庭指南（第二版）
（美）弗朗西斯·马克·蒙迪莫
　　帕特里克·凯利　著
陈洁宇　译

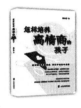

孩子发脾气＝培养孩子情商的机会，每个父母都能成为孩子情绪智力的明星早教老师。
面对孩子大发脾气，由于缺乏必要的知识，家长往往会走入专制型、疏忽型或放任型父母的教育误区。本书从情商的心理学原理出发，点拨早期教育相关的情绪智力知识，指导父母学会辨别孩子的情绪反应、学会安抚引导孩子的不良情绪。

怎样培养高情商的孩子
梁宁建　著

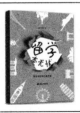

《留学本无忧》精选青少年面临的实际心理问题，帮助家长在青少年留学前系统地了解和学习心理知识和危机干预，对缓解家长和青少年的焦虑，解决青少年在留学中遇到的实际问题都有所帮助。

留学本无忧：青少年实用心理手册
（加）林家羽　著

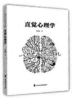

直觉一直是人类思维中较为神秘的部分，它快速、不可觉察，又令人困惑。在你不在意的时候，直觉悄然而至，给你意想不到的惊喜；当你想捕捉它的时候，它又会消失得无影无踪。
本书探讨了直觉的产生机制、直觉对人格的影响、直觉的利与弊、直觉应用的规律和成效等领域，帮助人们更加深刻地认识直觉。

直觉心理学
罗俊龙　著

更多好书　　　　　　　　　　　　　　　　　　　　　　（续表）

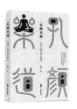

近几十年来，人们物质生活日渐丰饶的同时，精神困扰也随之而来，很大一部分原因或许跟文化传承的断失有关。然而，如何从传统中吸取适用于当下的养料，却不是简单的照搬或者扬弃能解决的，需要每个人自身不断地探索、反思。本书就是一次可贵的尝试，或许会对你有所启发。

孔颜乐道：中国人的幸福心理学
解真　著

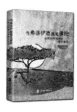

弗洛伊德创立精神分析是探索人性奥秘，医治心灵创伤的工具。《法华经》中也说，佛是大医王，能医众生之病，救众生之苦。近代西方的先知与远古东方的圣者，他们有什么交集？看完本书，或许你会有一些自己的理解。

当弗洛伊德遇见佛陀：心理治疗师对话佛学智慧
徐钧　著

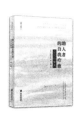

作为助人者，心理治疗师或咨询师不得不常常被卷入求助者的心理波澜之中，来不及消化理解的话，就会对自身健康造成影响。运用治疗师聚焦的技术，他们可以按照自己的节奏，体察自己在与来访者的工作中产生的各种感受和情绪。这个过程不仅能疗愈自己，也能加深对来访者的理解。

助人者的自我疗愈：治疗师聚焦
（日）吉良安之　著
李明　译

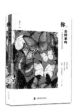

黄蘅玉博士将几十年心理咨询和治疗时的生死自由谈记录在此，希望与大家一起探讨生死难题。该书三个部分，儿童篇、青年篇、成人篇。生死是所有人迟早会面对的事实，耸立在人生终点的死亡界碑不该是令人焦虑或恐惧的刺激物，而是提示我们要更好地珍惜当下之乐的警示牌。

你，会回来吗？——心理治疗师与你对话生死
黄蘅玉　著

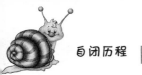

自闭历程

更多好书

本书记录了黄蘅玉博士在加拿大从事儿童（按加拿大法律，指未满 19 周岁者）心理治疗工作 18 年所积累的丰富经验，以生动的个案展示了儿童心理治疗的规范化、人性化、团队化以及儿童特性化的工作方式。

对话孩子：我在加拿大做心理咨询与治疗

黄蘅玉　著

图书在版编目(CIP)数据

自闭历程 / （美）天宝·葛兰汀（Temple Grandin）
著；徐雅珺译 .— 上海：上海社会科学院出版社，
2019
 书名原文：Emergence ：Labeled Autistic
 ISBN 978 - 7 - 5520 - 2679 - 5

Ⅰ. ①自… Ⅱ. ①天… ②徐… Ⅲ. ①孤独症—防治
Ⅳ. ①R749.99

中国版本图书馆 CIP 数据核字（2019）第 028314 号

上海市版权局著作权合同登记号：图字 09 - 2017 - 890

自闭历程

著　者：（美）天宝·葛兰汀　玛格丽特·M. 斯卡里诺
译　者：徐雅珺　孟　畅
责任编辑：杜颖颖
封面设计：黄婧昉
出版发行：上海社会科学院出版社
　　　　　上海顺昌路 622 号　邮编 200025
　　　　　电话总机 021 - 63315947　销售热线 021 - 53063735
　　　　　http：// www. sassp. cn　E - mail：sassp @ sassp. cn
照　排：南京理工出版信息技术有限公司
印　刷：上海新文印刷厂
开　本：890 毫米×1240 毫米　1/32
印　张：7.125
字　数：140 千字
版　次：2020 年 8 月第 1 版　2020 年 8 月第 1 次印刷

ISBN 978 - 7 - 5520 - 2679 - 5/R · 055　　　　　　定价：42.00 元